최고의 몸 상태를 만드는
100가지 자율신경 관리법

일러두기

※ 이 책의 내용은 저자 독자적인 것이며, 효과·효용에는 개인차가 있습니다.
※ 사고나 문제가 생길 경우 발행인과 저자는 어떤 책임도 지지 않습니다.
※ 치료가 필요한 질환이나 지병이 있으신 분들은 전문가나 전문의와 상담한 후에 이 책의 방법을 해보기 바랍니다.

최고의 몸 상태를
만드는 ─────

100가지
자율신경
관리법

모리타 료스케 지음 | **이진원** 옮김

최고의 몸 상태를 만드는
100가지 자율신경 관리법

발행일 2025년 4월 23일 초판 1쇄 발행
지은이 모리타 료스케
옮긴이 이진원
발행인 강학경
발행처 시그마북스
마케팅 정제용
에디터 최윤정, 최연정, 양수진
디자인 김문배, 강경희, 정민애

등록번호 제10-965호
주소 서울특별시 영등포구 양평로 22길 21 선유도코오롱디지털타워 A402호
전자우편 sigmabooks@spress.co.kr
홈페이지 http://www.sigmabooks.co.kr
전화 (02) 2062-5288~9
팩시밀리 (02) 323-4197
ISBN 979-11-6862-355-2 (03510)

STAFF
デザイン 鈴木大輔・仲條世菜 (ソウルデザイン)
イラスト 日江井 香

JIRITSUSHINKEI NI IIKOTO TAIZEN 100
ⓒ MORITA RYOSUKE 2023
Originally published in Japan in 2023 by WANI BOOKS CO., LTD., TOKYO
Korean translation rights arranged with WANI BOOKS CO., LTD., TOKYO,
through TOHAN CORPORATION, TOKYO and EntersKorea Co., Ltd., SEOUL.

이 책의 한국어판 저작권은 (주)엔터스코리아를 통해 저작권자와 독점 계약한 시그마북스에 있습니다.
저작권법에 의하여 한국 내에서 보호를 받는 저작물이므로 무단전재와 무단복제를 금합니다.

파본은 구매하신 서점에서 교환해드립니다.

* 시그마북스는 (주)시그마프레스의 단행본 브랜드입니다.

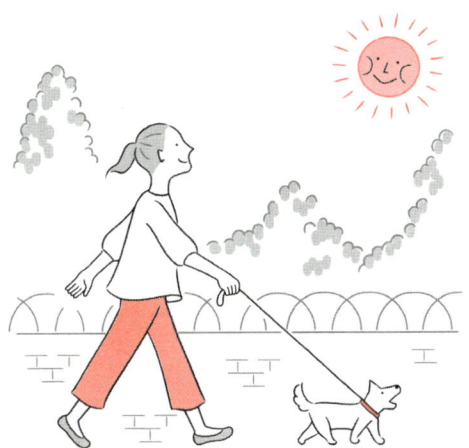

들어가며

필자는 10년 이상을 침·뜸, 안마, 마사지 지압 사업에 종사해 왔으며, 지금은 일본 도쿄와 사이타마 지역에서 방문 치료를 하고 있다. 또한, 매일 소셜 네트워크 서비스(SNS)를 통해 자율신경을 조절하는 방법, 혈자리를 찾는 법, 몸의 이상 증상을 다스리는 방법에 관해 전하고 있다.

조금 갑작스러운 질문이지만, 여러분은 '나는 건강하다'라고 자신 있게 말할 수 있을까?

지금, 이 책을 보고 있다는 것은, 평소 몸에 어떤 이상을 느꼈기 때문일 것으로 생각하지만 말이다.

요즘은 SNS 등의 영향으로 정보가 넘쳐나고 있다. 새롭고 특별해 보이는 방법을 소개하며 '이 증상에는 ○○이 효과적이다'라고 하면 바로 세간의 주목을 받는다. 그러고는 막상 시도했다가 머지않아 곧 포기하거나 충분한 효과를 거두지 못하고 끝나기 일쑤다. 혹은 정보가 너무 많아 무엇을 선택해야 할지 알 수 없는 경우도 많을 것이다.

무엇보다도 중요한 것은 자신에게 맞는 관리 방법을 찾는 것이다.
그리고 그것을 지속하는 힘이다.

특별하지 않아도 자신에게 맞는 방법을 꾸준히 해 나간다면 다양하게 나타나는 증상에 대처할 수 있다. 또한, 완전히 해결할 수 없는 문제라 해도 잘 다스리며 살아갈 수 있는 방법을 찾을 수 있다.

나는 열한 살 때 축구 경기 중에 허리를 크게 차여 요추 전방전위증을 앓게 되었다. 그날 이후로 좌골신경통을 앓게 되었으며 허리뼈가 원래 위치에서 벗어나면서 발생하는 여러 증상을 경험하게 되었다.

지금도 여전히 허리뼈가 어긋난 상태이지만 큰 불편함 없이 건강하게 생활하고 있다. 왜냐하면, 나 자신의 증상에 맞는 올바른 관리 방법을 찾았기 때문이다.

이 책에서는 간단하게 실시할 수 있는 셀프케어 방법 100가지를 소개한다.

같은 허리 통증이라도 근육과 내부 장기, 심리적 요인 등 사람마다 그 원인은 모두 다르다. 때문에 다른 사람에게 효과가 있는 방법이라 해서 자신에게도 적합하다는 보장은 없다. 여러분이 이 책을 읽고 참고한다면 자신에게 맞는 방법을 찾을 수 있을 것이라 생각한다.

그리고 그 방법을 통해 꾸준히 자기 몸을 돌본다면 컨디션이 양호한 날이 점차 늘어날 것이다.

만약 이런 노력에도 불구하고 계속해서 몸에 문제가 생긴다면 무리하지 말고 전문의를 찾아 적절한 치료를 받으며 셀프케어를 병행하자. 증상이 빠르게 개선되리라 확신한다.

몸 상태를 개선하려는 여러분의 노력에 이 책이 조금이라도 도움이 된다면 더 이상 바랄 것이 없겠다.

모리타 료스케

차례

들어가며 6
이 책의 구성 13
자율신경이란? 14
자율신경의 균형이 깨지면? 16
미병이란 사고방식 18

제1장 일곱 가지 습관으로 관리하는 자율신경

1 아침 햇빛을 받는다 22
2 목욕을 한다 24
3 낮잠을 잔다 26
4 복식 호흡을 익힌다 28
5 특효 만능 혈자리 '합곡'과 '백회' 30
6 몸을 따뜻하게 하는 양성, 몸을 차게 하는 음성 식품 ... 32
7 하루 10분 멍하니 있기 34

제2장 혈자리로 관리하는 자율신경

8 혈자리 지압의 세 가지 원칙 38
9 셀프로 뜸을 떠 보자 40
10 '천주, 풍지, 완골'혈이 효과를 발휘하는 4대 증상 42
11 목·어깨 결림 '수삼리' 44
12 허리 통증에 '양릉천' 46

13	휜 다리(O다리) 교정과 무릎 통증에 '곡천'	48
14	쉽게 피곤을 느끼는 사람은 '족임읍'	50
15	다리의 부종에 '풍륭'	52
16	종아리 경련에 '승산'	54
17	다리 냉증에는 '팔풍', 손 냉증에는 '팔사'	56
18	피로한 위에 '족삼리'	58
19	숙면 혈자리 '실면'	60
20	생리통, 갱년기 장애에 '삼음교'	62
21	빈혈에는 '혈해'	64
22	대표적인 미용 혈자리 '사백'	66
23	팔자 주름과 피부 처짐, 부종에 '하관'	68
24	스트레스에 좋은 혈자리① 짜증에 '태충'	70
25	스트레스에 좋은 혈자리② 기분 저하에 '신문'	72
26	스트레스에 좋은 혈자리③ 패닉, 응급 상황에 '내관'	74
27	기상병에 '예풍'	76
28	건초염에 '양계'	78

제3장 식품으로 관리하는 자율신경

29	균형 잡힌 식사의 기본은 한식	82
30	배에서 꼬르륵 소리가 나고 1시간 후에 먹는다	84
31	입맛의 변화는 내장이 보내는 피로 신호	86
32	매일 먹어야 할 최강 식품 토마토	88
33	피로가 쉽게 풀리지 않는다면 '이미다졸 펩타이드'	90
34	낫토는 저녁에 20분간 실온에 두었다가 먹는 것이 좋다	92
35	햇빛을 받으면 영양가가 늘어나는 건조식품	94
36	숨은 기미에는 당근의 '베타카로틴'	96
37	껍질과 하얀 귤락까지 건강에 좋은 귤	98

38	정신 건강에 좋은 바나나의 '트립토판'	100
39	의사가 필요 없는 식품들	102
40	감기 증상에는 무와 꿀	104
41	침뜸 치료에도 쓰이는 비파의 건강 효과	106
42	하루 달걀 한 개로 단백질 섭취	108
43	메밀 삶은 물의 '루틴'은 혈관을 젊어지게 하다	110
44	생리통이 있으면 '티라민'을 피한다	112
45	기호 식품과 건강의 균형	114
46	건강에 좋아 보이는 식품에 속지 않는다	116
47	장이 건강해지면 콜레스테롤이 감소한다	118

제4장 몸을 조절해 관리하는 자율신경

48	몸을 따뜻하게 관리한다	122
49	초 간단! 목·어깨·등 스트레칭	124
50	사무실 환경을 개선하자	126
51	밤 11시에 자는 것이 이상적	128
52	수면 환경을 점검하자	130
53	수면의 질을 끌어 올리는 넙다리네갈래근 스트레칭	132
54	허리 통증을 개선하는 엉덩이 스트레칭	134
55	탈모를 줄여 주는 두피 마사지	136
56	몸을 따뜻하게 해 생리통을 완화한다	138
57	컨디션이 좋을수록 보온에 힘쓴다	140
58	자신에게 맞는 향을 사용한다	142
59	바른 자세란?	144
60	'다리'를 단련하자	146
61	뼈를 튼튼하게 만드는 발뒤꿈치 떨어뜨리기	148
62	저녁 시간 화장실은 참지 않는다	150

63	여성은 7의 배수 남성은 8의 배수	152
64	현대병 '스마트폰 엘보'의 예방과 개선	154
65	당뇨병의 위험을 높이는 나쁜 습관 다섯 가지	156

제5장 마음을 다스려 관리하는 자율신경

66	여덟 가지 스트레스 신호를 놓치지 않는다	160
67	장에는 의욕 스위치가 있다	162
68	스트레스에 좋은 '노래', '웃음', '눈물'	164
69	청소는 마음을 안정시킨다	166
70	대충, 적당히 하는 법을 배운다	168
71	어두운 뉴스로 마음이 불안할 때는	170
72	갑작스러운 공황 발작에는 주먹 쥐기 운동	172
73	마음의 컵을 스트레스로 가득 채우지 않는다	174
74	몸과 마음을 잠자기 모드로 바꾸는 밤 습관	176
75	소휴, 중휴, 대휴로 휴식을 구분한다	178
76	깨물근 마사지와 목빗근 스트레칭	180
77	슬플 때일수록 심호흡을	182
78	행복 호르몬 '세로토닌'을 늘리는 식품	184
79	많은 혈자리가 모인 눈 주변을 따뜻하게 한다	186
80	흥분계의 증상에는 물의 힘을 빌린다	188

제6장 계절과 날씨에 따라 관리하는 자율신경

81	매년 반복되는 증상은 2~3개월 전부터 대비	192
82	활동하기 좋은 봄일수록 무리하지 않는다	194
83	봄철 권장 식품	196

84	무기력증은 쉬어야 한다는 신호	198
85	장마철에는 발목을 따뜻하게 한다	200
86	장마철에 추천하는 식품	202
87	폭염이 지속되는 여름 열사병 대책	204
88	의외로 저온에 노출되기 쉬운 여름	206
89	여름철 권장 식품	208
90	가을에는 적절한 운동으로 기혈 순환을 돕는다	210
91	가을에는 일찍 자고 일찍 일어나고 겨울에는 일찍 자고 늦게 일어난다	212
92	가을철 권장 식품	214
93	겨울에는 최대한 냉기를 막아 몸을 보호한다	216
94	1년의 피부 상태는 겨울 생활이 결정한다	218
95	겨울철 권장 식품	220
96	토용은 다음 계절을 준비하는 시기	222
97	꽃가루 알레르기를 대비하는 식품과 관리	224
98	기압·온도 변화로 인한 증상에 효과적인 부위	226
99	저기압 대비의 핵심은 '귀'	228
100	기압이 급격하게 변할 때의 건강관리	230

우리 몸의 주요 혈자리		232
참고 자료	양성 식품과 음성 식품	236
	여성과 남성의 전환기 연령	237
마치며		238

이 책의 구성

❶ 자율신경에 좋은 관리 방법
혈자리와 생활 습관, 식사법, 계절별 관리 등 자율신경 조절을 위한 100가지 관리 방법을 소개한다.

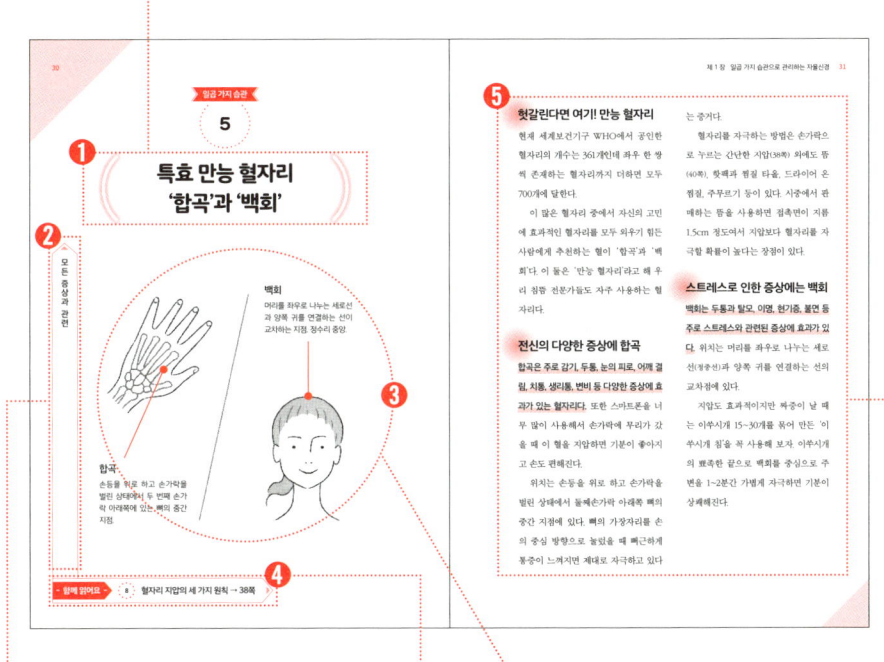

❷ 키워드·증상
어떤 증상에 효과가 있는지 알 수 있다. 현재 지닌 증상과 관련된 올바른 관리 방법을 찾는 데 참고한다.

❸ 일러스트·그림으로 설명
셀프 관리 방법을 한눈에 알 수 있게 일러스트와 그림으로 나타내었다.

❹ 함께 읽어요
관련 항목 또는 함께 실시해야 할 항목을 나타내었다.

❺ 설명글
병의 악화를 예방하고, 증상을 개선시키는 구체적인 실천 방법이다. 가능한 한 알기 쉽고 자세하게 설명했다.

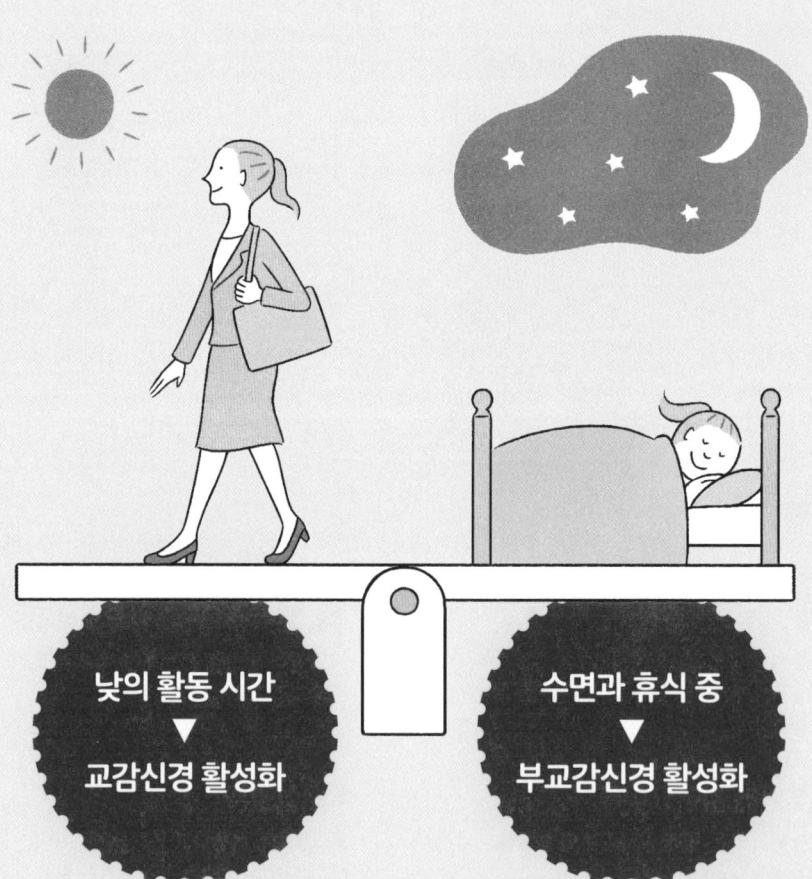

자율신경은 뇌와 장기, 혈관 등 신체의 모든 기관이 일하고 쉬는 기능을 조절하는 신경이다.

자율신경은 교감신경과 부교감신경으로 나뉘는데 이 둘은 상황에 따라 시소처럼 균형을 이루어야 한다.

뇌와 내부 장기가 정상적으로 작동하려면 영양과 산소를 공급하는 혈류가 중요하다. 그리고 혈관은 교감신경이 활성화되면 수축하고 부교감신경이 활성화되면 확장한다.

혈관의 수축과 확장이 서로의 리듬에 따라 혈류가 촉진되며, 이 균형 잡힌 상태에서는 혈액순환이 원활하게 이루어진다. 하지만 이 균형이 깨지면 수축이나 확장 그 어느 한쪽이 작동하는 시간이 길어져 혈액순환에 장애가 발생한다.

혈액순환 장애는 다양한 문제를 일으키므로 자율신경 기능 중에서도 특히 혈관은 매우 중요한 역할을 담당한다.

기본적으로는 깨어서 활동하는 낮 동안에는 교감신경이 활성화되고, 잠을 자거나 휴식을 취할 때는 부교감신경이 활성화되는 상태가 정상이다.

그러나 요즘처럼 **스마트폰 사용 시간이 길고 피로와 스트레스가 쌓이기 쉬운 바쁜 현대인들은 교감신경이 활성화되기 쉽다.**

자율신경의 균형이 깨지면?

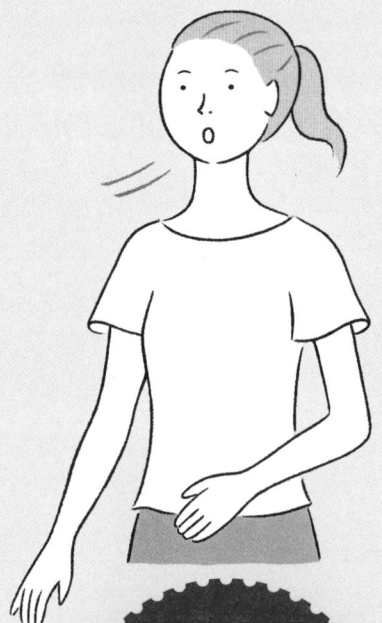

부교감신경 활성화
▼
들숨을 의식한다

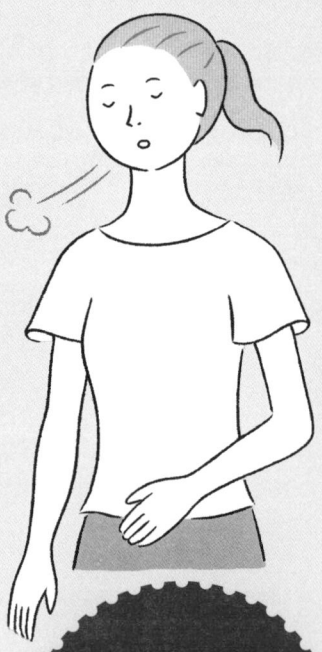

교감신경 활성화
▼
날숨을 의식한다

자율신경의 균형이 깨져서 어느 한쪽으로 치우치게 되면 다음과 같은 증상이 나타난다.

교감신경 활성화 상태가 길어지면…

- 목·어깨 결림(뭉침)
- 긴장형 두통
- 초조
- 두근거림
- 명치 통증(식후)
- 얕은 호흡
- 머리에서 땀이 난다
- 고혈압
- 목마름
- 이명
- 감각 과민
- 혈액순환 장애(혈관이 가늘어짐)
- 입마름
- 눈의 피로

부교감신경 활성화 상태가 길어지면…

- 우울
- 나른함
- 구토
- 알레르기 반응
- 명치 통증(식전)
- 관절통
- 몸이 무겁다
- 저혈압
- 무기력
- 복통
- 쉽게 기분이 가라앉는다
- 혈액순환 장애(혈관이 지나치게 확장됨)
- 부종

현대인은 교감신경이 활성화되어 있는 사람이 많다. 그러므로 지금 자신의 교감신경이 과도하게 활성화되어 있다고 느껴지는 사람은 크게 심호흡을 해보자. **호흡은 숨을 들이쉴 때는 교감신경, 내쉴 때는 부교감신경이 작용하므로 의식적으로 '날숨을 길게' 내쉬는 것이 중요하다.**

미병이란 사고방식

나는 평소 침뜸, 안마사*로 진료 활동을 하며 틈틈이 SNS를 통해 자율신경을 조절하는 방법에 관해 전달하고 있다. 그러던 중에 '침뜸 치료는 동양의학인데 왜 자율신경이라는 서양의학의 용어를 사용하나요?'라는 질문을 받았다.

그에 답하자면, 안타깝게도 우리는 동양인이지만 일상생활에는 동양의학에서 쓰이는 용어가 폭넓게 뿌리 내리지 못하고 있기 때문이다.

예컨대, 교감신경을 '양(陽)', 교감신경 활성화 상태는 실증, 부교감신경은 '음(陰)', 부교감신경 활성화 상태는 '허증'이라고 바꾸어 말할 수 있다. 하지만 이런 용어를 써서 설명하면 사람들 대부분이 어렵게 느낄 것이 분명하다. 그래서 환자에게 설명하거나 SNS에 글을 올릴 때는 사람들에게 익숙한 용어를 써서 눈높이에 맞게 설명했다. 그랬더니 이해하기 쉽다는 반응이 늘었고, 더 쉽게 받아들인다는 것을 실감했다.

분야는 달라도 자세히 알고 나면 공통된 부분이 많으므로 **여러분이 동양의학과 서양의학의 장점을 고르게 받아들였으면 하는 바람이다.**

자율신경 조절이나 개인차가 있는 증상에는 동양의학이 효과적이고, 긴급한 상황이나 영상 진단이 필요한 경우에는 서양의학이 더 우수하다고 말할 수 있다. 예컨대 허리를 삐끗했을 때는 약물과 파스를 이용해 염증을 억제하는 서양의학을 활용하고, 염증이 가라앉고 난 뒤에는 동양의학의 침뜸 치료로 근육을 이완시키면 빠른 회복과 더불어 재발 방지까지 가능하다.

현대인은 인생 100세 시대를 맞이했다. 그 100세 시대의 마지막까지 건강하게 살고 싶은 것은 모두 다 같은 마음일 것이다. 그런데 건강 검진에서 병명을 통보받거나 혈액 검사에서 나쁜 수치가 나온 것을 보고 그때야 허둥지둥 치료 방법을 찾는다면 유감스럽게도 이미 늦고 만다. 이미 생긴 문제를 원래 상태로 되돌리는 것은 매우 어렵다. 하지만, **우리 인간의 몸은 나빠지기 직전(즉, 병에 걸리기 직전) 단계에서 계속해서 피로 신호를 보낸다. 이것을 동양의학에서는 '미병(未病)'이라 한다. 이 미병에 대한 의식을 높이면 큰 질병의 위험을 최소화할 수 있을 뿐 아니라 건강 수명을 연장할 수 있다.**

목과 어깨가 결리거나 수면 부족으로 생기는 다크서클은 쉽게 알아차릴 수 있는 신체 사인 중 하나다. 하지만 신경을 쓰지 않으면 깨닫지 못하고 놓치는 신호도 있다. 이 책에서는 몸이 보내는 피로 신호와 그에 맞는 건강관리(셀프케어) 방법을 동양의학과 서양의학의 개념, 용어를 혼합해 소개한다.

현재 여러분이 건강하다면 셀프케어를 지속해서 삶의 질을 유지하자. 무리하고 있는 사람은 평소 건강을 관리하면서 가끔 전문가의 도움을 받아 문제가 되는 증상을 조기에 발견하고, 그때그때 해소하도록 한다. 몸에 이상이 있다면 치료하면서 관리해서 면역력을 높인다.

이런 식으로 생활 속에서 꾸준히 건강을 관리하길 바란다.

여러분의 인생은 100세까지 얼마나 남아 있을까?

아직도 시간이 많다고 느껴질 것이다. 그 긴 시간 동안, 문제를 안고 살아갈 것인가? 아니면 개선을 통해 지금보다 더 나은 삶을 살 것인가? 미병을 의식하며 건강관리를 시작한다면 삶의 질이 점차 나아질 것이다.

※ 침사와 구사(뜸사)를 뜻하는 침구사는 일본강점기에는 면허제도가 있었지만, 1953년 한의사 제도가 신설된 이후 1962년 의료법 개정으로 침구사 자격이 폐지되었다. 이후에는 의료법 개정 이전에 침구사 면허를 취득한 소수를 제외하고는 법적으로 인정받지 못하고 있다. 현재 대한민국 복지부가 관장하는 침구사 관련 공식 국가시험이나 자격제도는 없다.-옮긴이

제 1 장

일곱 가지 습관으로 관리하는 자율신경

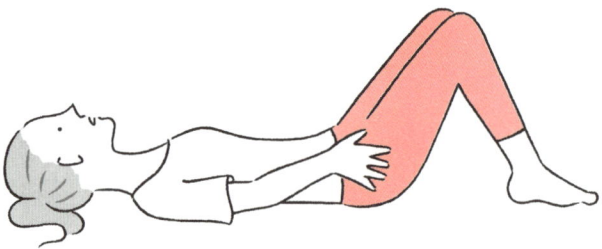

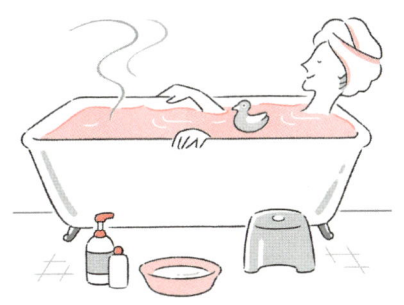

자율신경 조절이 건강에 이롭다는 사실은 알지만
시간을 내기 어렵거나 무엇부터 시작하면 좋을지 모르는
사람이 많다. 그런 여러분을 위해 특별히 중요한 핵심 내용을
일곱 가지로 엄선했다. 우선 이것을 실천하면서
자신의 루틴을 만들어 나가도록 하자.

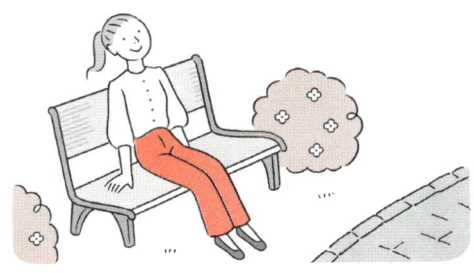

일곱 가지 습관

1

아침 햇빛을 받는다

수면장애 / 식욕저하 / 짜증 / (아기의) 밤 울음

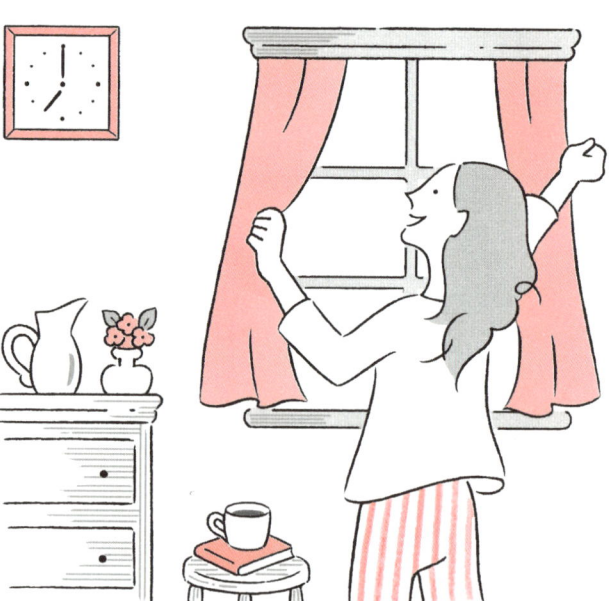

- 함께 읽어요 - 19 숙면 혈자리 '실면' → 60쪽

몸의 생체 시계를 리셋한다

아침에 일어나 햇빛을 받으면 우리의 생체 시계가 다시 작동하기 시작한다. 사실, 모든 사람의 생체 시계가 정확히 24시간에 맞추어져 있는 것은 아니다. 하루가 23시간인 사람이 있는가 하면, 25시간에 맞추어진 사람도 있다. 그러므로 공복을 느끼는 시간 등 일상이 조금씩 어긋나지 않게 매일 아침, 일정한 시간에 생체 시계를 리셋할 필요가 있다. 이는 자율신경의 균형을 조절하는 데 매우 중요하다.

아침 햇빛을 쬐면 몸은 수면 호르몬인 멜라토닌 분비를 멈추고 기분과 감정, 집중력과 기억력 등을 관장하는 세로토닌, 일명 행복 호르몬을 분비하기 시작한다. 매일 아침을 같은 시간에 시작하면 24시간 주기에 맞추어 생활할 수 있다.

한편, 수면 호르몬인 멜라토닌의 분비를 멈추려면 1500~2500럭스 정도의 빛이 필요하다. 참고로 실내조명은 보통 500럭스 정도에 불과하다. 단, 건강과 피부 미용을 위해서는 햇빛을 직접 보지 말고, 예컨대 얇은 레이스 커튼을 통해 햇살이 방 안으로 들어오게 하자. 이렇게만 해도 필요로 하는 빛을 충분히 얻을 수 있다.

잠자리가 편해진다

사실 아침에 하는 이 행동이 밤에 잠을 잘 때도 영향을 미친다. 우리의 몸은 아침 햇빛을 받은 14~16시간 후에 잠이 오는 구조이기 때문이다. 따라서 밤에 좀처럼 잠을 잘 수 없어 고민인 사람은 아침 습관을 개선할 필요가 있다.

또한, 아침에 일어나 몸을 움직이는 데까지 많은 시간이 필요한 사람, 이른바 '아침이 괴로운 유형'에게도 이 방법을 추천한다. 처음에는 조금 힘들 수도 있지만 습관이 되면 하루를 기분 좋게 시작하고 활기차게 보낼 수 있을 것이다.

특히 저혈압이 있거나 기압이 낮은 아침에 몸을 일으키기 힘든 사람은 아침에 일어나 햇빛을 쬐는 습관을 꼭 들이도록 하자.

일곱 가지 습관

2

목욕을 한다

냉증 / 부종 / 피로감 / 허리 통증 / 감기 / 뇌졸중 / 심근경색

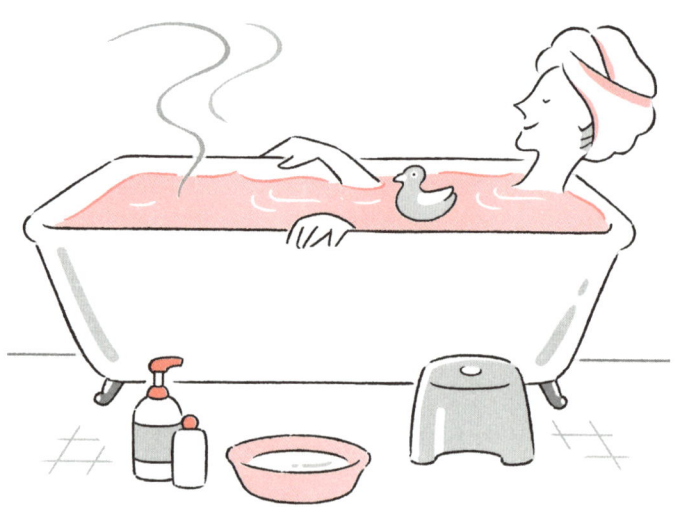

- 함께 읽어요 - 58 자신에게 맞는 향을 사용한다 → 142쪽

목욕의 일곱 가지 건강 효과

목욕에는 다음과 같은 건강 효과가 있다.

① **온열 효과** : 노폐물과 피로 물질 제거, 뭉친 근육을 풀어주어 피로 회복을 돕는다
② **청결 효과** : 모공이 열려 노폐물과 피지를 배출한다
③ **수압 효과** : 몸속 불필요한 수분 배출을 촉진하고 심폐기능을 향상한다
④ **부력 효과** : 몸무게를 지탱하는 뼈와 근육이 중력에서 해방된다
⑤ **연소 효과** : 유산소 운동 수준의 칼로리 소모 효과를 얻을 수 있다
⑥ **증기 효과** : 코와 구강 내부에 습기를 공급해 면역력 저하를 예방한다
⑦ **잠수 효과** : 얼굴을 물에 담그면 심박수가 감소한다

매일 목욕하는 습관이 있는 사람은 일주일에 두 번 이하로 목욕하는 사람에 비해 뇌졸중과 심근경색 등 뇌·심장 질병이 발생할 위험이 약 30% 가까이 낮다는 연구 결과[*]도 있다.

올바른 목욕 방법

목욕을 할 때는 욕조 물 온도를 41도 이하로 맞추고 15분 정도 몸을 담근다. 이렇게 하면 혈관이 확장되어 혈액순환을 원활하게 해 준다. 만약 평소 뜨거운 물에 몸 담그기가 익숙하지 않아 15분을 참기 어렵다면 도중에 욕조에서 나와 잠시 쉬거나 족욕으로 대체하면 된다.

물 온도가 42도 이상일 때는 혈관이 수축할 수 있고, 목욕 중에 스마트폰이나 TV를 보면 기대하는 이완 효과와는 반대로 교감신경이 활성화될 수 있으니 주의한다. 현대인은 샤워를 선호하는 경향이 있지만, 건강과 미용에 더 효과적인 목욕을 습관화하는 것이 좋다. 덧붙여 **이완 효과를 높이고 목욕을 즐길 수 있는 아이템으로 아로마 오일을 추천한다.** 단, 오일은 욕조에 직접 넣지 않는다. 그 대신 따뜻한 물을 담은 유리그릇에 오일 2~3방울을 떨어뜨려 욕실 한편에 놓아둔다.

※ 2020년에 발표된 연구 결과로, 일본 오사카대학 등의 연구팀이 약 3만 명의 성인을 대상으로 20년에 걸쳐 추적 조사해 밝힌 내용이다.

일곱 가지 습관

3

낮잠을 잔다

불면 / 빈뇨 / 만성피로 / 짜증 / 집중력·기억력 저하

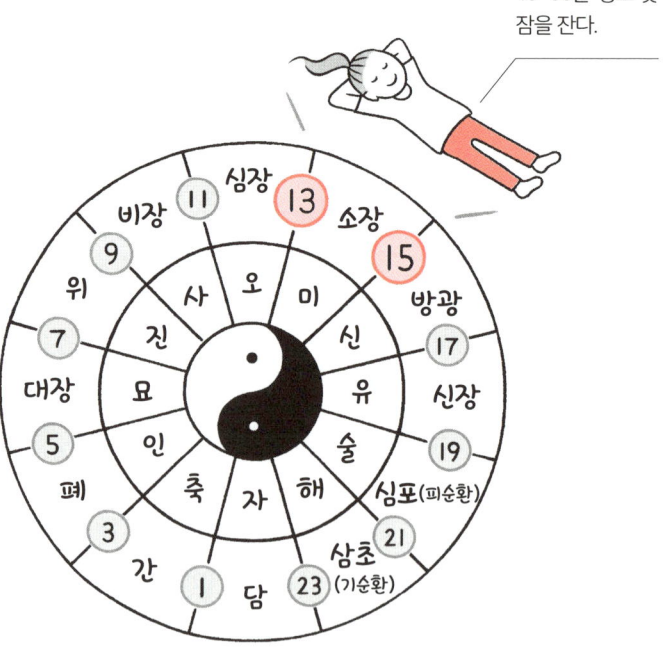

낮 1~3시 사이에, 15~30분 정도 낮잠을 잔다.

자오류주도

- 함께 읽어요 - 62 저녁 시간 화장실은 참지 않는다 → 150쪽

모리타식 낮잠의 장점

정보화 사회에 우리는 다양한 방식으로 건강 정보를 접할 수 있는데, 필자가 권장하는 낮잠은 다음의 두 이론을 바탕으로 하고 있다. 그 하나는 중국에서 가장 오래된 의학서 『황제내경』에 기록된 자오류주※고 다른 하나는 미국 코넬대학의 사회심리학자이자 수면학 전문가인 제임스 마스가 발표한 연구 결과다. 이 둘의 주요 핵심은 **낮 1~3시 사이에 15~30분간 낮잠 자기**다.

이 낮잠 방식에는 여섯 가지 장점이 있다.

① **집중력 향상**
② **스트레스 감소**
③ **기억력 향상**
④ **심장 질환과 치매 예방**
⑤ **수면 장애 완화**
⑥ **부종 개선**

놀랍게도 평소 30분 정도 낮잠을 자는 사람은 그렇지 않은 사람에 비해 치매 발병률이 20% 낮아진다는 국립정신·신경의료연구센터의 연구 보고가 있을 정도다.

낮 1~3시는 자오류주에서 소장에 속하는 시간으로, 이때 사람이 몸을 바닥에 누이면 중력의 저항이 감소해 손발 등 말단 부위에 나머지 수분을 쉽게 회수할 수 있다. 그러면 이후 방광의 시간(낮 3~5시)에 소변으로 배출하는 데도 도움이 된다.

낮잠은 30분 이내로

이때 주의할 점이 있다. 낮잠을 1시간 이상 자면 부교감신경이 지나치게 활성화되어 잠에서 깬 후에도 몸이 여전히 휴식 모드에 머물게 된다. 만약 낮잠 후에 몸이 무겁거나 편두통을 느끼거나 기분이 가라앉고 머리가 멍한 증상이 계속된다면 낮잠 시간이 너무 길다는 신호다. 따라서 길어도 30분 이내에 깰 수 있게 알람을 설정해 놓도록 하자.

또한, **1시간 이상 낮잠을 자면 심근경색, 뇌경색, 치매가 발병할 위험이 커진다는 연구 결과도 있으므로 주의한다.**

※ 인간을 둘러싸고 있는 우주 자연의 기운이 24시간 주기로 변하는 것.-옮긴이

일곱 가지 습관 4

복식 호흡을 익힌다

모든 증상과 관련

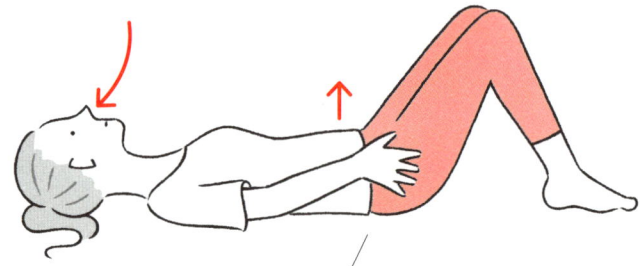

① 다리를 골반 너비로 벌리고 무릎을 세운다. 코로 숨을 들이쉬면서 배를 불룩하게 부풀린다. 항문을 조인다.

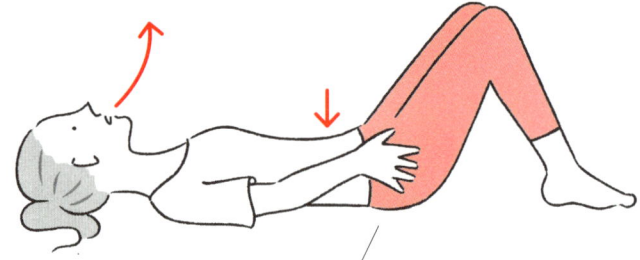

② 입으로 숨을 내쉬면서 배에 힘을 주어 납작하게 만든다. 들이쉬는 숨보다 내쉬는 숨을 길게 끝까지 '후~'하고 내뱉는다.

- 함께 읽어요 - 77 슬플 때일수록 심호흡을 → 182쪽

건강, 미용, 안티에이징, 스트레스에 효과적

몸통과 단전, 심층근(이너머슬)이라는 말을 들어본 적이 있는가? 이는 모두 몸의 축, 내부 장기의 기능과 관련된 용어다. 아기는 태어나자마자 '울음'이란 반응으로 몸통을 단련하기 시작하는데, 어른이 되고 대부분이 이 중요한 근육들을 의식하지 못하고 살아간다.

특히 **몸통이 약해지면 자세가 나빠지고 내부 장기의 위치가 내려가면 결국 자율신경의 균형이 무너지게 된다.** 그로 인해 허리 통증, 요실금, 심리 불안정 등 모든 신체 기능이 악화한다. 혈액순환 장애가 발생하면 호르몬 분비에도 문제가 생기고 건강과 미용, 노화, 심리에 큰 영향을 미친다.

또한 복부 깊이 위치하는 근육의 기능이 떨어지면 그것을 보완하기 위해 다른 큰 근육을 사용해야 하므로 자세가 무너지고 몸은 쉽게 피로를 느끼게 된다. 최근 쉽게 지치고 피로를 느낀다면 몸통 단련에 힘쓰자.

기본이 되는 몸통 트레이닝

몸통을 단련하기 위해서는 우선 가장 기본이 되는 복식 호흡을 익힌다. **복식 호흡은 아침에 실시하면 몸 전체를 둘러싼 혈류를 돕고, 취침 전에 실시하면 수면의 질이 향상된다. 복식 호흡 방법은 다음과 같다.**

① **코로 숨을 들이쉬면서 배를 부풀린다.**
② **입으로 숨을 내쉬면서 배가 들어가게 한다.**

이것을 10회 1세트로, 아침과 밤에 1세트씩 실시하는 것이 가장 바람직하다. 처음에는 누워서 할 것을 추천하지만 익숙해지면 앉거나 서서 할 수 있다.

> 몸통의 근력은 배꼽 형태를 기준으로 판단한다. 이상적인 배꼽은 세로로 길고 곧은 'I'자 형태다. 삼각형 모양을 하고 있거나 가로로 긴 경우는 복부의 심층 근육 중 하나인 골반바닥근(골반기저근)이 약해져 있는 상태로 위가 아래로 처져 있다는 신호다.

일곱 가지 습관

5

특효 만능 혈자리
'합곡'과 '백회'

모든 증상과 관련

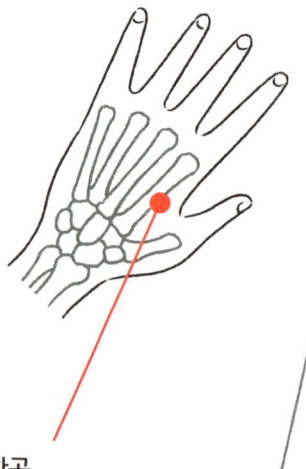

합곡
손등을 위로 하고 손가락을 벌린 상태에서 두 번째 손가락 아래쪽에 있는 뼈의 중간 지점.

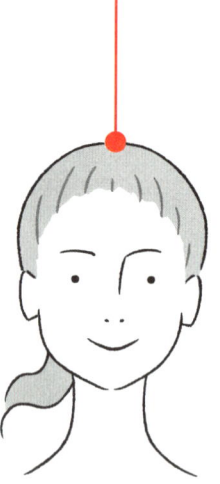

백회
머리를 좌우로 나누는 세로선과 양쪽 귀를 연결하는 선이 교차하는 지점. 정수리 중앙.

- 함께 읽어요 - 혈자리 지압의 세 가지 원칙 → 38쪽

헷갈린다면 여기! 만능 혈자리

현재 세계보건기구 WHO에서 공인한 혈자리의 개수는 361개인데 좌우 한 쌍씩 존재하는 혈자리까지 더하면 모두 700개에 달한다.

이 많은 혈자리 중에서 자신의 고민에 효과적인 혈자리를 모두 외우기 힘든 사람에게 추천하는 혈이 '합곡'과 '백회'다. 이 둘은 '만능 혈자리'라고 해 우리 침뜸 전문가들도 자주 사용하는 혈자리다.

전신의 다양한 증상에 합곡

합곡은 주로 감기, 두통, 눈의 피로, 어깨 결림, 치통, 생리통, 변비 등 다양한 증상에 효과가 있는 혈자리다. 또한 스마트폰을 너무 많이 사용해서 손가락에 무리가 갔을 때 이 혈을 지압하면 기분이 좋아지고 손도 편해진다.

위치는 손등을 위로 하고 손가락을 벌린 상태에서 둘째손가락 아래쪽 뼈의 중간 지점에 있다. 뼈의 가장자리를 손의 중심 방향으로 눌렀을 때 뻐근하게 통증이 느껴지면 제대로 자극하고 있다는 증거다.

혈자리를 자극하는 방법은 손가락으로 누르는 간단한 지압(38쪽) 외에도 뜸(40쪽), 핫팩과 찜질 타올, 드라이어 온찜질, 주무르기 등이 있다. 시중에서 판매하는 뜸을 사용하면 접촉면이 지름 1.5cm 정도여서 지압보다 혈자리를 자극할 확률이 높다는 장점이 있다.

스트레스로 인한 증상에는 백회

백회는 두통과 탈모, 이명, 현기증, 불면 등 주로 스트레스와 관련된 증상에 효과가 있다. 위치는 머리를 좌우로 나누는 세로선(정중선)과 양쪽 귀를 연결하는 선의 교차점에 있다.

지압도 효과적이지만 짜증이 날 때는 이쑤시개 15~30개를 묶어 만든 '이쑤시개 침'을 꼭 사용해 보자. 이쑤시개의 뾰족한 끝으로 백회를 중심으로 주변을 1~2분간 가볍게 자극하면 기분이 상쾌해진다.

일곱 가지 습관

6

몸을 따뜻하게 하는 양성, 몸을 차게 하는 음성 식품

모든 증상과 관련

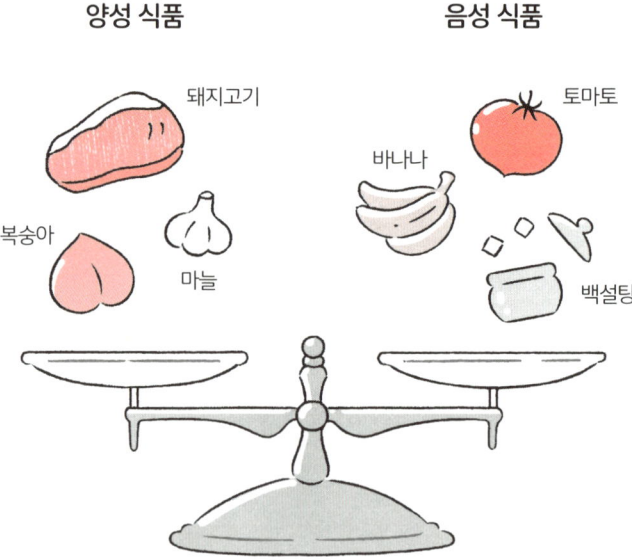

양성 식품 / 음성 식품
돼지고기, 복숭아, 마늘 / 토마토, 바나나, 백설탕

- 함께 읽어요 -   참고 자료   양성 식품과 음성 식품 → 236쪽

몸을 따뜻하게 하는 식품과 차게 하는 식품

우리가 먹는 식품 중에는 몸을 따뜻하게 하는 양성 식품과 몸을 차게 만드는 음성 식품이 있다.

이것을 계절 혹은 그때그때 몸 상태에 맞게 적절히 사용해 보자. 음양은 자율신경과 마찬가지로 시소와 같은 균형이 중요하다. 건강한 상태라면 음성 식품과 양성 식품을 고르게 섭취하는 것이 바람직하지만, 대부분은 이 균형이 깨져 체질이 한쪽으로 치우쳐 있는 경우가 많다.

예컨대, 쉽게 짜증을 내고, 얼굴이 달아오르며 입이 마르고, 호흡이 거칠고, 혀에 노란 설태가 끼며 생리통이 있는 사람은 몸에 열이 많은 체질이므로 음성 식품을 조금 의식하면 좋을 듯하다. 음성 식품에는 여름 채소와 열대 과일 등이 있다. 또한 몸에 열이 쉽게 오르는 여름철에는 음성 식품을 평소보다 많이 섭취하는 것이 좋다.

반대로 냉기로 인한 허리 통증과 복통, 설사, 창백한 얼굴, 부종, 혀 가장자리의 치아 자국, 생리 전 통증이 있는 사람은 몸이 차가워지기 쉬우므로 양성 식품을 섭취하는 것이 좋다. 뿌리채소와 돼지고기, 생강, 마늘, 복숭아, 자두 등 양성 식품을 추천한다.

제철 식품을 고른다

마트에서 장을 볼 때 그 식품이 양성인지 음성인지 기억나지 않는다면 제철 식품을 선택하자. 제철 식품은 그 계절에 맞는 성질을 가지고 있다. 또한 여름 채소인 토마토와 가지는 음성 식품이지만 수프나 찜 요리에 활용하면 몸을 차게 하지 않고 먹을 수 있다.

덧붙이자면, 자신이 더위를 타는 체질이라고 생각해도 배나 발목을 만졌을 때 차갑다면 몸이 냉한 상태일 수 있다. 이 경우에도 양성 식품을 적극적으로 섭취하자.

일곱 가지 습관

7

하루 10분 멍하니 있기

짜증 / 빈뇨 / 갱년기 장애 / 불면 / 변비 / 집중력·기억력 저하

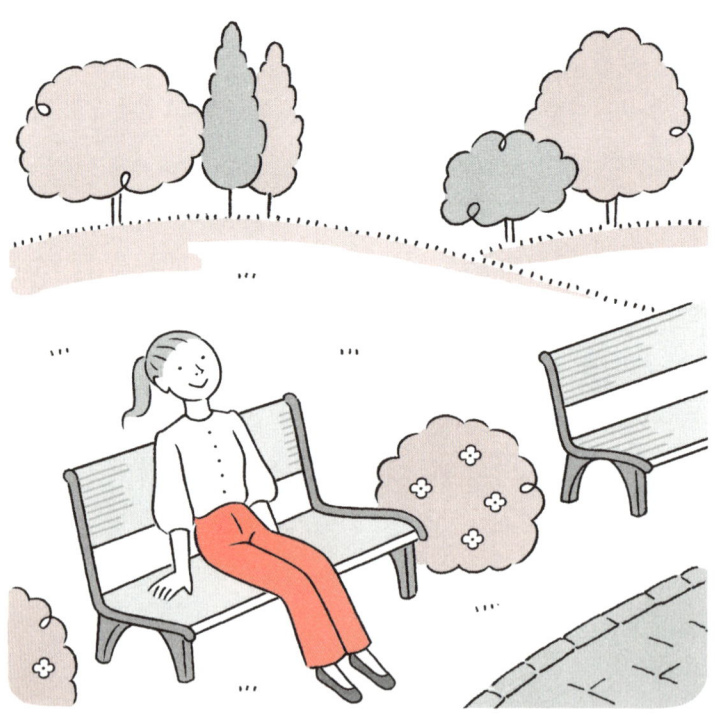

- 함께 읽어요 - 73 마음의 컵을 스트레스로 가득 채우지 않는다 → 174쪽

스트레스가 많은 현대인

현대인은 지나치게 일을 많이 하는 경향이 있다.

필자가 평소 치료를 하다 보면 업무 모드인 교감신경이 과도하게 활성화되어 있는 사람이 많음을 느낀다. 또한 TV나 스마트폰 화면을 볼 때도 업무 모드가 지속되기 때문에 몸은 쉬지 못한다.

이렇게 흥분과 긴장 상태가 지속되면 자율신경이 불균형 상태가 되어 몸에 이상을 초래한다.

자율신경은 심리 상태와도 관계가 있다. 따라서 마음의 컵이 스트레스로 가득 차면 큰 질병이나 심각한 정신 질환을 유발할 수 있다. 그러므로 컵이 가득 차기 전에 스트레스를 해소하려 노력하고, 정기적으로 발산할 방법을 찾는 것이 중요하다.

하루 10분 혼자만의 시간

스트레스가 쌓이지 않게 하는 구체적인 방법으로 **하루에 10분, 잠시 생각을 멈추고 혼자 있는 시간을 갖는다. 식물이 많은 공원이나 욕조에 몸을 담그면 이완 효과**를 더 많이 얻을 수 있다. 그 시간 동안은 일이나 집안일, 고민거리를 생각하지 말고 멍하니 생각을 비운다. 혼자만의 시간이므로 한숨도 참지 말고 스트레스를 쏟아내는 느낌으로 숨을 길게 내쉬면서 천천히 심호흡을 한다.

이 잠깐의 휴식으로 부교감신경이 활성화되는 습관을 들이자. 몸을 이완시키는 부교감신경의 스위치를 켜는 습관, 이것은 우리 몸을 위해 매우 중요한 일이다.

> 동양의학에서는 병이라고는 할 수 없지만 어딘가 불편한 상태를 '미병'이라고 한다. 이 미병을 해소하거나 앞으로 발병할 수 있는 질병의 위험을 최소화하기 위한 일상 속 건강관리를 '양생'이라 한다. 삶의 질을 가능한 한 양호한 상태로 유지하기 위해, 미병을 해소하고 양생하려는 노력의 첫걸음으로써 지금까지 소개한 일곱 가지 방법을 습관으로 들이자.

제 2 장

혈자리로 관리하는 자율신경

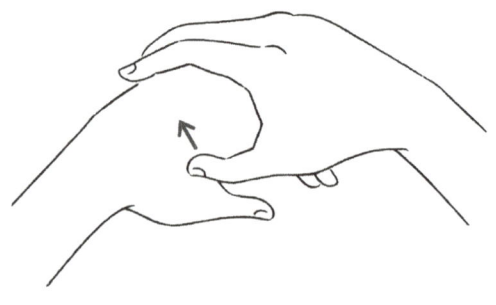

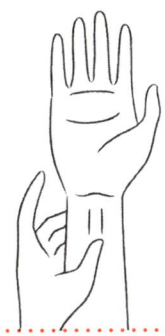

혈자리를 자극하는 방법과 증상별로 추천하는
혈자리를 소개한다. 경락이나 혈자리라는 말이
어렵게 들릴 수 있겠지만 한 곳이라도 좋으니
자신에게 맞는 혈자리를 찾아보자. 책 끝부분에 소개하는
참고 자료 '우리 몸의 주요 혈자리'를 참고하자.

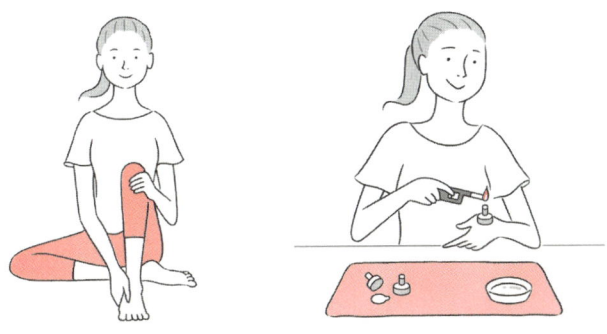

증상별 혈자리

8
혈자리 지압의 세 가지 원칙

모든 증상과 관련

혈자리 지압은 숫자 '3'이 핵심이다.
- 3초에 걸쳐 지그시 누른다.
- 3초간 유지한다.
- 3초에 걸쳐 서서히 힘을 뺀다.
- 3회 반복한다.

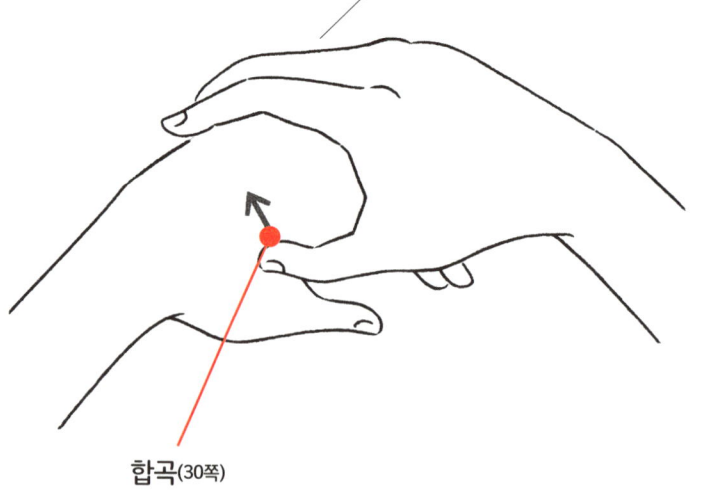

합곡(30쪽)

- 함께 읽어요 - 5 특효 만능 혈자리 '합곡'과 '백회' → 30쪽

올바른 혈자리 지압법

최근에는 '이 증상에는 이 혈자리를 누르면 된다'라는 정보를 아주 쉽게 접할 수 있게 되었다. 하지만, 올바른 지압 방법을 아는 사람은 많지 않은 듯하다. 정확한 방법을 모르면 효과를 보기 어려우니, 모처럼 시작한 관리를 꾸준히 해나갈 의욕을 잃기 쉽다.

혈자리를 지압하는 올바른 방법은 다음과 같다.

① **압통점을 찾아 수직으로 누른다.**
② **3초에 걸쳐 지그시 누른다.**
③ **아프면서 시원한 강도로 3초간 유지한다.**
④ **3초에 걸쳐 서서히 힘을 뺀다.**
⑤ **이 과정을 3회 반복한다.**

가능한 한 자세를 바르게 하고 천천히 호흡하면서 혈자리를 지압한다. **특히 중요한 점은 '정확한 압통점 찾기', '지압을 3초간 유지하기' 두 가지다.** 압통점은 내부 장기나 근육에 이상이 있을 때 나타나는데, 이를 집중적으로 자극하면 뇌에 신호가 간다. 압통 이외에도 찌릿하거나 뻐근한 느낌도 몸이 보내는 신호이므로 이같은 반응을 보이는 혈자리를 찾는다.

전문의를 찾아 침이나 뜸 치료를 받을 때, 자신에게 맞는 혈자리를 펜 등으로 표시해 기억해 두는 방법도 추천한다.

또한 지압 세기는 혈자리를 눌렀을 때 약간 아프면서도 시원하게 느껴지는 정도가 좋으므로 그 느낌을 기억해 둔다. 너무 강한 자극에 익숙해지면 근육이 긴장해 오히려 경직될 수 있으니 주의한다.

나에게 맞는 혈자리를 찾자

같은 증상이라도 그때의 상태나 계절에 따라 적합한 혈자리가 달라질 수 있다. 이는 이상한 일도 아니다. 그래서 이 책에서는 앞으로 다양한 증상별 혈자리를 소개하면서 보조적인 혈자리도 함께 소개한다. 여러 혈자리를 눌러 보고 반응이 강하게 느껴지는 내게 맞는 혈자리를 찾아보자.

증상별 혈자리

9

셀프로 뜸을 떠 보자

모든 증상과 관련

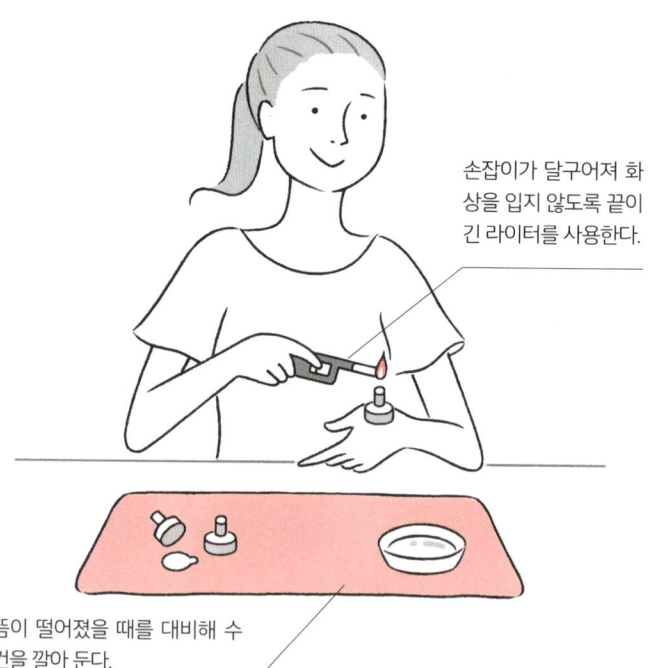

손잡이가 달구어져 화상을 입지 않도록 끝이 긴 라이터를 사용한다.

뜸이 떨어졌을 때를 대비해 수건을 깔아 둔다.

- 함께 읽어요 -   혈자리 지압의 세 가지 원칙 → 38쪽

의외로 간단한 셀프 뜸

혈자리를 자극하는 방법에는 앞에서 소개한 지압 외에도 '뜸'이 있다. 뜸은 온열 자극으로 혈액순환을 촉진한다. 뜸에서 나는 향에는 진정 작용 성분이 포함되어 있다. 처음 시도하는 사람은 구입부터가 조금 어렵게 느껴질 수 있지만, 인터넷과 약국 등에서 판매하고 있어 의외로 손쉽게 구할 수 있다.

뜸을 선택할 때는 화상의 우려가 적은 '간접구'가 다루기 쉽다. 뜸은 온열 정도에 따라서도 종류가 다르므로 처음에는 온도가 낮은 소프트 타입부터 시도해 보고, 열기에 익숙해지면 레귤러 타입으로 넘어가도록 한다.

기본적인 사용법은 제품에 첨부된 설명서를 따른다. **혈자리 하나에 3회 정도 반복해서 뜸을 뜨면 더욱더 효과적이다. 몸이 많이 냉한 경우에는 추가로 1회, 2회 더 반복하면 된다.** 그리고 뜸을 뜰 때는 항상 화상을 입지 않게 충분히 주의를 기울인다.

뜸을 다 뜨고 난 다음에는 작은 접시 등에 물을 조금 담아 사용한 뜸을 넣어 완전히 불이 꺼진 것을 확인한 후에 쓰레기통에 버린다.

또한 얼굴, 점막, 습진, 염증, 상처, 급성 외상 부위에는 사용하지 않는다. 그리고 당뇨병 환자는 주의가 필요하므로 반드시 담당의와 상담해야 한다.

클리닉에서 사용하는 뜸

한마디로 뜸이라 부르지만 그 종류는 매우 다양하다.

전문 침구사에 따라 사용하는 뜸의 종류가 달라 치료 특징이 드러나기 때문에 클리닉을 방문하는 재미도 느낄 수 있을 것이다.

뜸 종류를 구체적으로 살펴보면, 약쑥을 비벼서 쌀알 크기로 빚은 '투열구', 2~3cm 크기의 '지열뜸', 막대 형태의 통에 약쑥을 채운 '몽둥이뜸', 침의 윗부분에 뜸을 얹은 '구두침', 속에 약쑥을 넣은 상자 모양의 '상자뜸', 약쑥 밑에 소금이나 생강, 마늘, 된장 등을 놓고 뜸을 뜨는 '격물뜸' 등이 있다.

증상별 혈자리

10

'천주, 풍지, 완골'혈이 효과를 발휘하는 4대 증상

불면 / 두통 / 눈 피로 / 목·어깨 결림

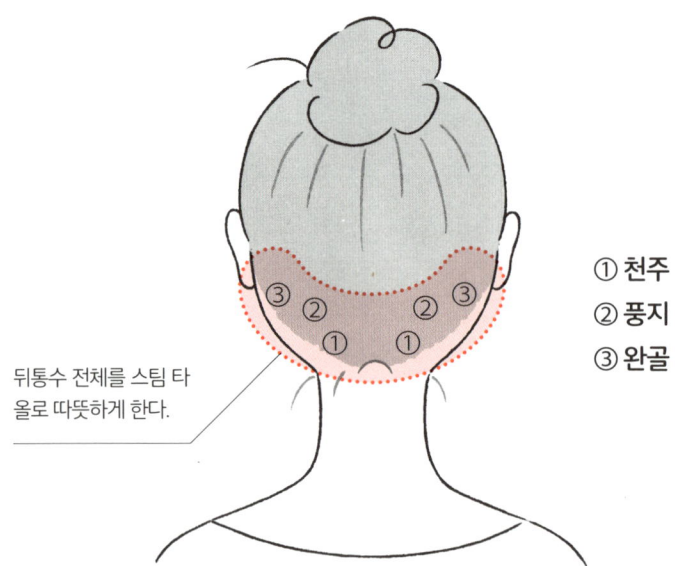

① 천주
② 풍지
③ 완골

뒤통수 전체를 스팀 타올로 따뜻하게 한다.

- 함께 읽어요 - 49 초 간단! 목·어깨·등 스트레칭 → 124쪽

뒤통수 전체를 따뜻하게 한다

머리 뒷부분이 뭉치면 불면증과 긴장성 두통, 눈의 피로, 목·어깨 결림이 발생하기 쉽다. 이런 증상에 효과적인 혈자리로는 '천주, 풍지, 완골'이 있다.

이 세 혈자리는 정확한 위치를 찾기 어렵고 자극 방향이 조금이라도 달라지면 효과를 보기 어렵기 때문에 스팀 타올로 머리 뒷부분 전체를 따뜻하게 하는 것이 좋다.

가정에서 스팀 타올을 만드는 방법은 다음과 같다. 먼저 타올을 물에 적셔 잘 짠 다음 랩으로 감싼다. 그리고 500~600W의 전자레인지에서 30~60초 정도 가열한다(타올을 두 장 겹치면 보온 효과가 오래간다). 꺼낼 때나 피부에 가져다 댈 때는 화상을 입지 않도록 주의한다.

뒤통수는 치료할 때 자주 다루게 되는 부위로, 혈류가 개선되고 근육이 부드러워지면 시야가 밝아지고 넓어지는 느낌을 받을 수 있을 것이다.

20분에 한 번 휴식을

머리 뒷부분은 목과 어깨·등 근육이 시작하는 부위로 평소 고개를 자주 숙이거나 이를 앙다무는 버릇이 있는 사람은 특히 더 경직되기 쉽다. 혈자리를 자극하는 관리 외에도, 스마트폰이나 컴퓨터를 다룰 때, 요리할 때, 글을 쓸 때는 20분에 한 번 정도는 위를 보거나 어깨를 돌려 주는 등 틈틈이 휴식을 하는 습관을 들이자.

목과 어깨가 뭉치면 교감신경이 활성화되어 혈관이 수축한다. 그러면 혈류가 나빠지고 근육이 더 뭉치는 악순환에 빠진다. 평소 몸에 부담이 가지 않도록 노력해 이 악순환의 고리를 끊어 내야 한다.

머리 뒷부분은 목욕 후에 물기를 완전히 말리지 못할 때가 많기도 하다. 냉기와 습기는 근육을 뭉치게 하므로, 특히 아이가 있는 가정에서는 뒤통수가 완전히 말랐는지 확인해 잘 관리하도록 한다.

증상별 혈자리

11

목·어깨 결림 '수삼리'

목·어깨 결림 / 두통 / 눈의 피로 / 불면 / 이갈이 / 팔의 신경통

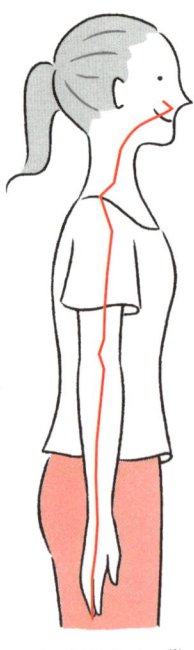

수양명대장경※

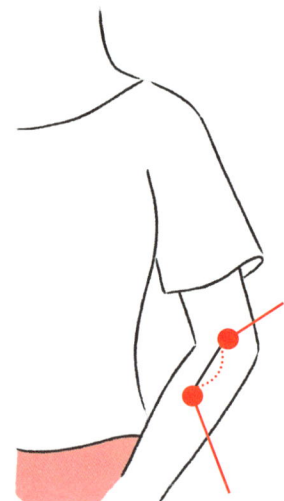

곡지
팔꿈치 주름의 바깥쪽 가장자리.

수삼리
곡지에서 둘째손가락 방향으로 손가락 세 개(둘째손가락에서 넷째손가락까지의 너비)만큼 내려간 지점.

※ 둘째손가락 끝에서 시작하는 12경맥의 하나로, 대장과 폐, 위와 관련된 경맥이다.-옮긴이

스스로 자극하기 쉬운 수삼리혈

수삼리는 목과 어깨가 뭉치고 결릴 때 자극하면 효과가 좋은 대표적인 혈자리 중 하나다.

위치를 살펴보면, 팔꿈치를 구부렸을 때 생기는 주름의 끝에서 둘째손가락 방향으로 손가락 세 개(둘째손가락에서 넷째손가락까지의 너비 : 2치)만큼 내려간 곳의 압통점을 찾는다. 지압하거나 부드럽게 주물러 자극하는 방법이 있고, 뜸을 뜨거나 찜질팩 등으로 따뜻하게 해 준다.

한의원이나 클리닉에서는 누운 상태에서 치료하는 경우가 많다. 필자 역시 이 부위를 만져보기만 해도 목과 어깨의 뭉친 정도를 어느 정도는 알 수 있다.

여러분 중에도 목이나 어깨가 뻐근할 때 무의식적으로 이 혈자리를 주무르는 사람이 있을 것이다. 특히 **집중해서 화면을 볼 때 고개가 앞으로 나오거나 이를 앙다무는 버릇이 있는 사람은 목 옆쪽에 있는 목빗근(흉쇄유돌근)(180쪽)과 턱 주변의 근육이 긴장하기 때문에 목과 어깨가 뭉치기 쉽다.**

그런데 목이나 어깨와 같이 증상이 있는 부위 이외의 부분을 자극하는 것이 의아한 사람도 있을 것이다. 그것은 수삼리가 속하는 경락이 어깨와 목으로 연결되어 있기 때문이다. 경락은 혈자리와 혈자리를 연결하는 통로를 말하는데, 수삼리가 속하는 '수양명대장경'은 둘째손가락에서 시작해 합곡(30쪽)과 수삼리를 지나 어깨와 목의 측면, 안면으로 이어진다.

목과 어깨 결림에 효과적인 보조 혈자리 : 곡지

곡지는 팔꿈치를 구부렸을 때 생기는 주름의 바깥쪽 끝에 있는 혈자리다. 곡지는 목과 어깨가 뭉치는 증상 외에도 치통, 민감성 피부염, 감기로 인한 두통, 눈의 피로, 생리 불순, 안면 홍조 등의 치료에도 효과가 있다.

수삼리에서 곡지 사이의 부위가 뭉친 사람도 많으므로 함께 확인해 보자.

증상별 혈자리 **12**

허리 통증에 '양릉천'

허리 · 무릎 통증 / 변비 / 다리신경통 / 위산과다 / 뇌혈관 장애의 후유증

양릉천
바깥복사뼈에서 종아리 바깥쪽을 따라 올라가다 무릎뼈 아래에 오목한 지점.

 함께 읽어요 54 허리 통증을 개선하는 엉덩이 스트레칭 → 134쪽

몸의 중추 역할을 하는 허리

허리는 냉기와 스트레스에 약한 특징이 있다.

'허리'는 우리 인간이 몸을 움직이는 데 있어서 중추가 되는 부위로, 매우 중요한 역할을 한다. 그리고 스트레스를 받으면 동양의학에서 말하는 오장 중 '간'(86쪽)의 기운이 흐트러지고, 냉기는 '신장'에 영향을 미치는데, 냉증을 예방하려면 허리와 아랫배, 엉덩이, 다리 전체가 차가워지지 않게 주의해야 한다.

한편, 스트레스가 쌓인 상태에서 갑자기 화가 치밀었을 때 허리가 삐끗하는 증상이 나타나는 사람도 적지 않으므로 조심한다.

'양릉천'은 허리 통증뿐 아니라 근육과 관련된 증상 전반에 효과를 발휘하는 혈자리이므로 기억해 두면 도움이 된다. 양릉천의 위치는 바깥복사뼈에서 정강이 바깥쪽을 따라 올라가다 보면 무릎 아래쪽에 튀어나온 큰 뼈가 만져질 것이다. 그 뼈 앞 조금 아래쪽에 양릉천이 있다. **이 혈자리를 자극하는 방법으로는 뜸을 추천한다.** 이름에 '양'이 붙는 혈자리는 비교적 열에 강한 성질을 지니고 있으므로, 온도가 낮은 소프트 타입의 뜸을 쓸 경우 뜨는 횟수를 늘리거나, 열감이 한 단계 높은 레귤러 타입의 뜸을 선택한다.

허리 통증에 효과가 있는 보조 혈자리 3선

허리에 효과가 있는 세 혈자리는 다음과 같다.

① **족임읍** : 50쪽 참고.
② **요퇴점** : 234쪽 참고.
③ **신수** : 233쪽 참고. 허리뼈 2번에서 바깥쪽으로 2~3cm 부근에 있는 혈자리로, 허리가 아플 때 무의식적으로 두드리는 곳이므로 쉽게 찾을 수 있다.

허리는 자각 증상이 잘 느껴지지 않는 부위이므로, 불편하거나 통증이 느껴진다면 이미 근육이 뭉쳤을 가능성이 높다. 셀프케어와 함께 서둘러 치료를 시작하도록 한다.

증상별 혈자리 13

휜 다리(O다리) 교정과 무릎 통증에 '곡천'

무릎 통증 / 현기증 / 설사 / 복부 팽만 / 짜증 / 기분 저하 / 생리 불순

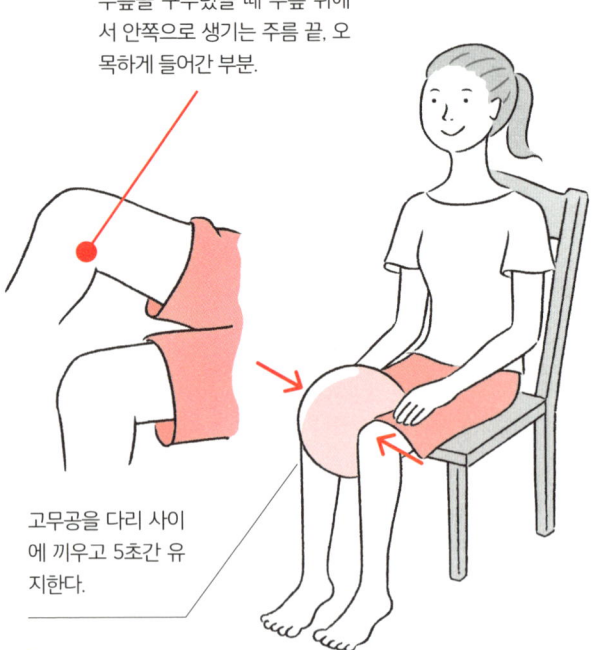

곡천
무릎을 구부렸을 때 무릎 뒤에서 안쪽으로 생기는 주름 끝, 오목하게 들어간 부분.

고무공을 다리 사이에 끼우고 5초간 유지한다.

모음근을 단련해 O자형 휜 다리를 교정한다

안복사뼈가 서로 붙게 선 상태에서 무릎과 무릎 사이에 손가락이 세 개 이상 들어갈 때 휜 다리라고 진단한다. 휜 다리는 허벅지 안쪽 근육인 모음근이 약해지면 발생한다.

휜 다리를 교정하는 데 도움이 되는 운동을 소개한다. 먼저 지름 30cm 정도의 고무공을 무릎과 무릎 사이에 끼우고 5초간 유지한다. 이 동작을 하루 5세트 실시한다.

공은 비싼 제품이 아니어도 충분하며 휜 다리가 교정될 뿐 아니라 허벅지에 탄력이 생겨 다리 라인이 정리가 될 것이다.

휜 다리는 허리 통증을 유발

휜 다리는 단순히 외관상의 문제뿐 아니라 미래에 무릎 통증을 초래할 가능성이 있다. 무릎의 연골이 닳아 통증이 생긴다는 이야기는 들어보았을 것이다. 이는 휜 다리일수록 발생하기 쉬운 증상이다.

예컨대, 기계의 관절에는 기름칠을 하는 것처럼 인간의 관절 안에도 기름 역할을 하는 성분이 존재한다. 혈액순환이 원활하면 윤활액이 관절 안으로 적절히 들어가 관절의 움직임을 부드럽게 한다. 하지만 이 윤활액의 양이 부족하면 연골이 큰 손상을 입게 된다.

연골이 닳아도 통증 없이 정상 생활이 가능한 사람도 많지만 증상이 심해지면 인공관절 수술을 해야 할 수도 있다. 인간의 몸은 자동차 부품처럼 쉽게 교체할 수 없기 때문에 무릎 주변의 근육을 단련하고, 미래를 위해서라도 혈액순환이 원활할 수 있게 유지해야 한다.

무릎 안쪽 통증에는 '곡천'

현재, 무릎 통증 등의 증상이 있는 사람은 무릎 안쪽에 있는 '곡천' 혈을 추천한다. 찾는 방법은 간단하다. 일단 무릎을 최대한 구부렸을 때 무릎 뒤에서 안쪽으로 생기는 주름 끝에 움푹 들어간 곳이다. 그 위치를 펜으로 표시하고 무릎을 편 뒤, 지압하거나 뜸을 뜬다.

증상별 혈자리

14

쉽게 피곤을 느끼는 사람은 '족임읍'

피로 / 허리 · 무릎 통증 / 현기증 / 난청 / 눈의 부기 / 눈의 피로

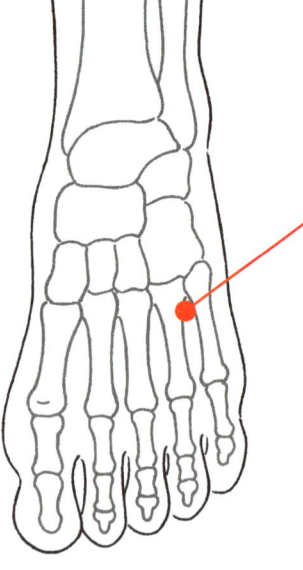

족임읍
넷째발가락과 다섯째발가락 사이에서 발목 방향으로 따라 올라가다 손가락이 멈추는 지점.

- 함께 읽어요 33 피로가 쉽게 풀리지 않는다면 '이미다졸 펩타이드' → 90쪽

바깥쪽으로 치우친 중심은 피로의 신호

우리의 몸은 피로가 쌓이면 중심을 바깥쪽에 싣는 습관이 생긴다. 그러면 필연적으로 발의 다섯째발가락에 몸무게가 실리는데, 사람에 따라서는 다섯째발가락이 안쪽으로 말려 심하면 펭귄처럼 좌우로 흔들며 걷게 된다. 이런 걸음걸이는 보기에도 좋지 않을 뿐 아니라, 걷는 데 많은 힘이 들어간다. 결국 몸은 점점 더 쉽게 지치며 그 영향으로 발 바깥쪽에 부담이 쌓이는 악순환에 빠진다.

발바닥 바깥쪽 피부가 두껍고 굳은 살이 있거나, 티눈이 있거나, 신발 밑창이 바깥쪽만 닳아 해지는 것은 평소 걸음걸이가 바깥쪽으로 치우쳐 있다는 신호다. 걸을 때는 마지막에 첫째발가락에 몸무게를 실어 땅을 밟는다는 느낌으로 걷는다. 올바른 걸음걸이는 허리 통증 예방과 개선에도 효과가 있다.

피로 해소에는 '족임읍'과 '풍시'

쉽게 지치고 피로할 때 추천하는 혈자리가 '족임읍'이다. 넷째발가락과 다섯째발가락 사이에 손가락을 대고 발목 쪽으로 따라 올라가다 보면 멈추는 지점이 위치다. 그 부분의 피부를 수직으로 눌러 자극한다. **평소 바깥쪽에 중심이 치우쳐 있는 사람은 족임읍을 누르면 통증과 함께 저릿한 느낌이 든다.**

또한 족임읍은 눈의 피로 등 눈과 관련된 질환에도 효과적이고, 담낭(쓸개)과 연결된 경락 '담경'에 속하는 혈자리라 소화를 돕는다. 과식하지 않는 것이 가장 좋지만 기름진 음식을 먹은 후에 눌러서 자극하면 소화에도 도움이 된다.

이 밖에 '풍시(235쪽)'도 피로에 효과가 있는 혈자리다. 똑바로 서서 팔을 곧게 편다. 허벅지 바깥쪽 중앙, 셋째손가락 끝이 닿는 압통점을 찾는다. 족임읍과 동일한 경락에 속하는 혈자리로, 중심이 바깥쪽으로 치우쳐 있는 사람은 대부분 풍시 부근에 있는 장골경골근막띠(장경인대)가 굳어 있다. 이 부위를 강하게 누르면 통증이 심할 수 있으므로 힘을 빼고 부드럽게 자극하면서 찾아보자.

증상별 혈자리 **15**

다리의 부종에 '풍륭'

발 시림 · 묵직함 · 부종 / 식욕 부진 / 변비 / 기분 저하 / 생리통

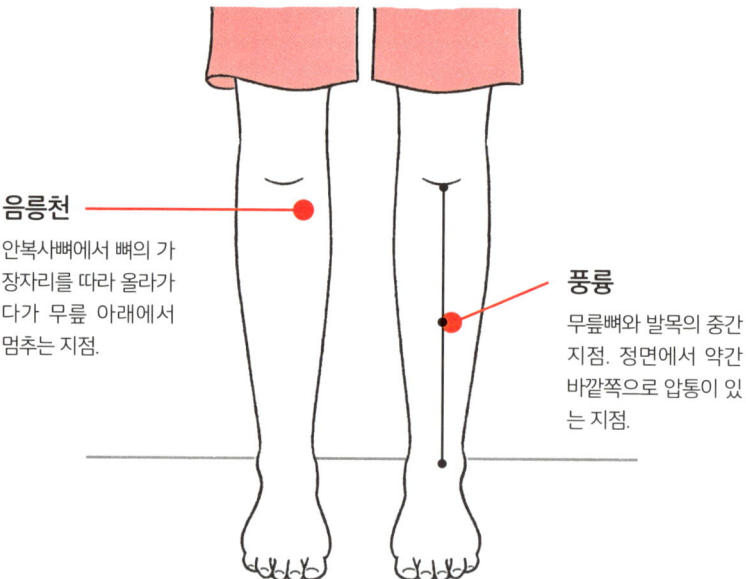

음릉천
안복사뼈에서 뼈의 가장자리를 따라 올라가다가 무릎 아래에서 멈추는 지점.

풍륭
무릎뼈와 발목의 중간 지점. 정면에서 약간 바깥쪽으로 압통이 있는 지점.

부종은 위의 상태가 원인

부종은 굉장히 신경 쓰이는 증상이다. 특히 다리 부종으로 고민하는 사람이 많을 것이다. **몸에 불필요한 수분을 제대로 배출하지 못할 때, 묵직한 부종 증상이 나타난다. 이 부종은 위장 상태와 깊은 관계가 있다.**

그래서 **수분대사에 효과가 있는 위의 혈자리 '풍륭'**을 소개한다. 위치는 무릎뼈와 발목의 중간 지점에서 5mm~1cm 정도 바깥쪽으로 압통점을 찾으면 된다.

풍륭은 따뜻하게 해 주는 것이 가장 좋다. 뜸과 핫팩, 따뜻한 물을 담은 페트병을 풍륭혈에 대거나 여유롭게 목욕 시간을 갖는다. 또는 젖은 머리카락을 말리면서 드라이어로 적당히 열을 가하면 효과를 볼 수 있다.

부종에 좋은 보조 혈자리 '음릉천'

수분대사는 오장 중에서 '신장'과 깊은 관련이 있는데, 이 신장이 속하는 혈자리 중에서도 특히 '음릉천'이 부종에 효과적이다. 위치는 양릉천(46쪽)과 무릎을 사이에 두고 반대쪽, 종아리 안쪽에 음릉천이 있다. 손가락으로 안복사뼈에서 가장자리를 따라 올라가다 무릎 아래에 손가락이 멈추는 지점이 있다. 그 주위에서 압통점을 찾으면 된다. 손으로 가볍게 눌렀을 때 아프다면 몸에 불필요한 수분이 고여 있는 상태인 것이다.

'음릉천'은 부인과 질환이나 비뇨기와 관련한 문제가 있을 때도 효과가 있다. 풍륭과 마찬가지로 뜸이나 찜질팩 등으로 따뜻하게 해 준다. 겨울철 살이 찌는 것도 부종이 큰 원인이므로 이 혈자리들을 자극하면 부기를 제거하는 데 도움이 된다.

> 동양의학에서는 혀의 상태를 보고 몸 상태를 진단한다. 혀의 설태가 두껍고, 가장자리에 이빨 자국이 있다면 수분대사가 원활하지 못한 부종의 신호로 볼 수 있다.

증상별 혈자리

16

종아리 경련에 '승산'

발 시림 · 경련 · 혈액순환 장애 · 부종 · 피로감 / 등 결림 / 허리 통증

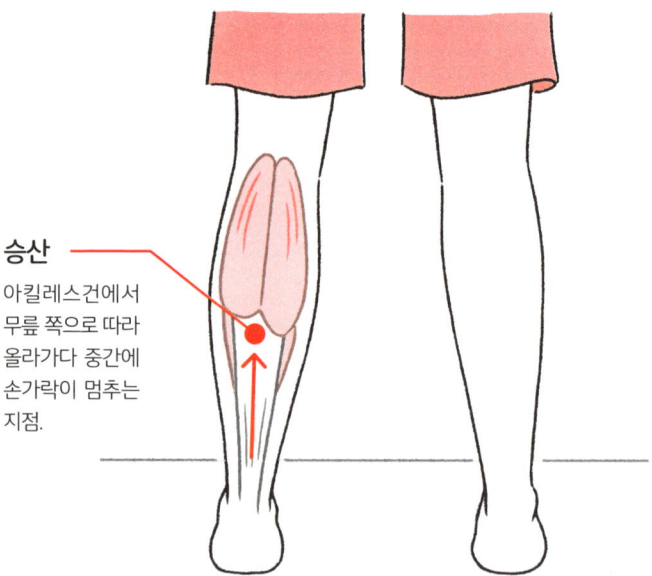

승산
아킬레스건에서 무릎 쪽으로 따라 올라가다 중간에 손가락이 멈추는 지점.

종아리에 쥐가 잘 난다면 '승산'

'승산'은 아킬레스건과 종아리 근육의 경계에 있는 혈자리다. 아킬레스건에서 무릎 뒤를 손가락으로 따라 올라가다 보면 중간쯤에서 멈추는 지점이 있다. **이 부근의 압통점을 누르거나 따뜻하게 찜질하면 다리 경련에 효과가 있다.**

한방에서는 다리에 쥐가 나는 증상에는 치료 효과를 지속시키는 '피내침'을 주로 사용한다. 패치 중앙에 작은 침이 달린 형태로, 최근에는 스포츠 선수도 붙이고 훈련할 정도로 통증이 거의 없다.

피내침을 붙이고 있는 동안에는 다리에 쥐가 나지 않으므로 이 침을 선호하는 환자가 많은 편이다. 다리 경련이 자주 일어나 셀프케어로는 해결이 안 될 때는 침뜸 전문의를 찾아 상담하는 방법도 추천한다.

수분 부족도 근육 경련의 원인

근육이 경련을 일으키는 원인은 ① 근육량 감소, ② 냉증이나 근육 뭉침에서 오는 혈액순환 장애, ③ 수분부족 등을 꼽을 수 있다. 평소 생활에서 충분히 운동하며 조심하는데도 다리에 쥐가 난다면 수분 섭취량이 원인일 수 있다.

적절한 수분 섭취량은 개인에 따라 차이가 있지만, 하루 1.2~2L 정도를 기준으로 한다. 많이 마실수록 좋다는 생각에 수분을 너무 많이 섭취하면, 이번에는 반대로 위에 부담을 줄 수 있으므로 적절한 양을 마시도록 주의한다.

그리고 위의 기능을 해치지 않기 위해 가능한 찬물을 피하는 것이 좋다. 더운 날에는 상온에 놓아둔 물을, 그 밖에는 물을 데워서 마신다. 이렇게 하면 건강뿐 아니라 미용 면에서도 좋은 효과를 얻을 수 있다. 이것을 일상에서 습관으로 실천하는 사람들은 특별히 관리를 하지 않아도 맑고 깨끗한 피부를 유지하는 경우가 많다.

증상별 혈자리

17

다리 냉증에는 '팔풍', 손 냉증에는 '팔사'

냉증 / 류머티즘 / 뇌혈관 장애 후유증 / 손발 저림 / 손발의 피로감

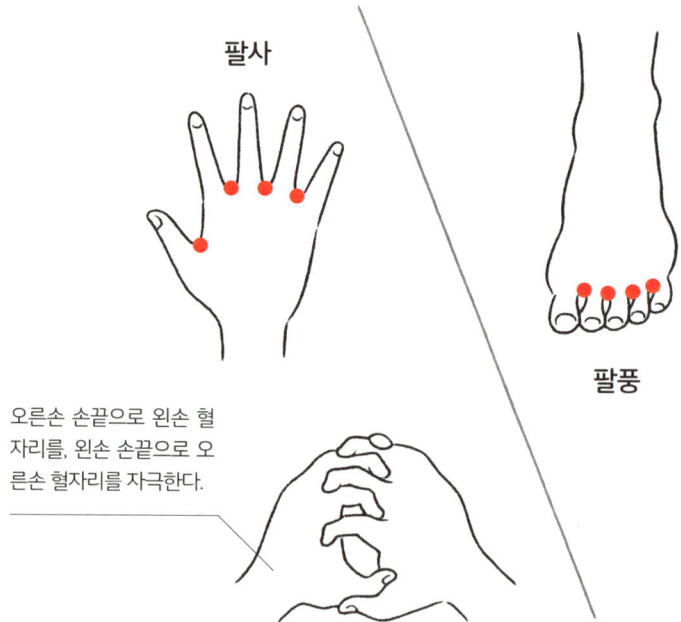

팔사

팔풍

오른손 손끝으로 왼손 혈자리를, 왼손 손끝으로 오른손 혈자리를 자극한다.

- 함께 읽어요 - 48 몸을 따뜻하게 관리한다 → 122쪽

말초 부위 냉증에 효과 있는 손가락 사이의 혈자리

말초 부위 냉증에는 발가락 사이의 '팔풍'과 손가락 사이의 '팔사'를 자극한다. 손가락과 발가락의 사이에 좌우 각각 여덟 혈자리가 있다.

이 혈자리는 조금 특별한 '경외기혈'로, 특정 질환에 효과를 나타내는 독립적인 혈자리다. 일반적으로 혈자리는 각각을 연결하는 14개 경락 중 어느 하나에 속하는데 이것은 경락에 속하지 않고 독립적으로 존재하는 혈자리다. 오랜 임상경험을 통해 효과를 인정받은 경외기혈은 29종류가 있다.

팔풍과 팔사는 하나하나 뜸을 뜨거나 순서대로 손가락으로 꾹꾹 눌러 자극한다.

간단한 자극 방법

짧은 시간 안에 자극하는 방법을 소개한다.

팔풍

① 손가락과 발가락을 깍지 끼듯이 발가락 사이에 손가락을 넣어 부드럽게 쥔다.
② 발가락을 뒤로 젖혀 발바닥을 5초간 늘인다.
③ 발가락을 동그랗게 말아 5초간 발등을 늘인다.
④ 이 동작을 좌우 10세트 반복한다.

팔사

① 양손을 깍지 끼듯이 잡고 오른손 손가락 끝으로 왼손의 혈자리를, 왼손 손가락 끝으로 오른손의 혈자리를 자극한다.
② 5초간 누른다.
③ 이 동작을 10세트 반복한다.

팔풍을 자극할 때는 손가락을 너무 깊게 넣지 않는다. 또 쥐거나 구부릴 때 너무 힘이 들어가지 않게 주의한다. 자극하고 나면 손발이 따뜻해지고 가벼워지는 느낌을 받을 수 있다. 평소에 발가락을 펼 기회가 많지 않으므로, 자주 발가락 스트레칭을 하면 혈액순환이 원활해지는 데 도움이 된다.

증상별 혈자리

18

피로한 위에 '족삼리'

위통 / 속쓰림 / 식욕 부진 / 변비 / 설사 / 빈혈 / 피로감 / 두통

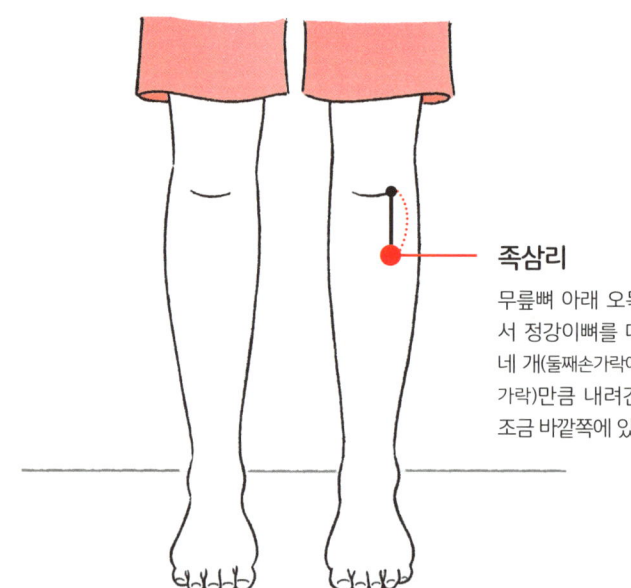

족삼리
무릎뼈 아래 오목한 부분에서 정강이뼈를 따라 손가락 네 개(둘째손가락에서 다섯째손가락)만큼 내려간 지점에서 조금 바깥쪽에 있다.

- 함께 읽어요 - 30 배에서 꼬르륵 소리가 나고 1시간 후에 먹는다 → 84쪽

위 문제에 족삼리

위를 비롯한 소화기계는 몸에서 가장 중요한 기관이다. 왜냐하면 뇌와 내장, 근육 등은 '혈류'를 통해 작동하는데, 영양분은 그 혈류의 기본이 된다. 위가 영양분이 들어 있는 음식물을 소화하지 못하면 우리 몸은 아무것도 할 수 없다. 그래서 **소화기 증상을 포함해 건강에 여러 문제가 있을 때 먼저 위의 상태를 다스리면 다른 증상이 호전되기도 한다.**

위통, 속쓰림, 식욕 부진, 변비나 설사 등 위장 장애에는 '족삼리'혈을 따뜻하게 해 준다. 족삼리 위치는 무릎뼈 아래 오목한 부분에서 정강이뼈를 따라 손가락 네 개(둘째손가락에서 다섯째손가락까지의 너비)만큼 내려간 지점에서 조금 바깥쪽에 있는 압통점을 찾으면 된다.

족삼리는 세계적으로도 유명한 혈자리다. 예컨대, 2008년부터 영국의 침술사를 중심으로, 의료시설이 부족한 아프리카에서 족삼리에 뜸을 권장하는 'Moxafrica' 활동이 있을 정도다.

위의 피로를 풀어주는 보조 혈자리 '중완'과 '천추'

위장을 건강하게 하는 데 효과적인 혈자리를 소개한다.

뜸을 뜨는 것이 가장 좋지만, 추운 계절에는 복부가 차가운 냉기에 노출되지 않도록 옷 위에 핫팩을 올려 열을 전달하는 방법도 있다.

① **중완** : 232쪽 참고. 명치와 배꼽 사이의 중간 지점에 위치.

② **천추** : 232쪽 참고. 배꼽에서 좌우로 손가락 세 개(둘째손가락에서 넷째손가락까지의 너비)만큼 바깥쪽에 떨어진 지점에 위치.

> 동양의학에서는 혀의 상태를 보고 위의 피로 정도를 진단한다. 두껍고 하얀 설태가 끼었다면 위가 피로하다는 신호다. 그밖에도 트림이 잦고 구내염, 구각염, 입 주변에 뾰루지가 생긴다면 위의 상태를 살피고 잘 관리한다.

증상별 혈자리 **19**

숙면 혈자리 '실면'

불면 / 부종 / 다리 냉증 / 생리 전 발뒤꿈치의 통증

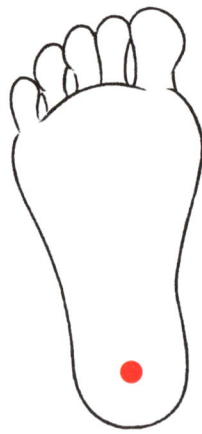
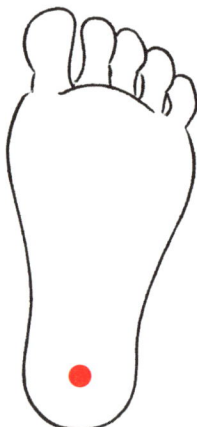

실면
좌우 발뒤꿈치의 중앙.

- 함께 읽어요 - 51 밤 11시에 자는 것이 이상적 → 128쪽

'실면'혈을 자극하는 요령

실면은 불면증으로 고민하는 사람에게 적합한 혈자리다. 이 '실면'혈은 편안하게 잠으로 이끌고 숙면에 좋은 혈자리로 유명하다. 발뒤꿈치 한가운데에 있어 찾기 쉽다. 자극하는 방법으로는 지압과 뜸이 좋은데, 이와 함께 몸을 이완시키는 데 도움이 되는 방법을 몇 가지 소개한다.

우선, 잠자리에 들기 30분~1시간 전에 한다. 그리고 방의 조명을 조금 어둡게 조절하고, 가능하면 전구를 노란색으로 바꾸어 몸이 이완되는 것을 더욱 촉진한다.

천천히 심호흡하면서 진행하고 지압을 할 때는 너무 세게 누르지 않도록 주의한다. 강한 자극은 오히려 긴장과 흥분을 유발해 숙면을 방해할 수 있다. 한편, 스마트폰이나 TV 등을 보면 교감신경을 활성화해 잠자기 모드로 전환하는 데 방해가 되므로 삼가도록 한다.

불면증의 보조 혈자리, 배꼽의 '신궐'

불면증에 소개하고 싶은 또 다른 하나는 '신궐(232쪽)'이다. 이 혈자리도 기억하기 쉬운 위치에 있다. 바로 배꼽의 중심이다.

동양의학에서는 수면 중에 양기(에너지)가 복부에 모이면 수면의 질이 개선된다고 본다. 그러므로 **양기가 복부에 잘 모일 수 있게 핫팩이나 따뜻한 물을 담은 페트병으로 잠들기 전에 신궐을 따뜻하게 해 준다.** 소금 위에 뜸을 얹어 배꼽을 따뜻하게 하는 소금뜸을 뜨면 바로 잠이 들기도 한다.

잠이 부족하면 눈 밑에 다크서클이 생기는데, 이렇게 잠을 잘 자지 못하고 수면 중에 계속 잠에서 깨거나 아침에 일어나도 개운하지 않으며 꿈을 자주 꾸고 낮에 잠이 쏟아지는 증상도 모두 불면증으로 인한 것이다. '실면'과 '신궐'혈을 잘 자극해 수면의 질을 향상하도록 하자.

증상별 혈자리 20

생리통, 갱년기 장애에 '삼음교'

생리통 / 생리 불순 / 갱년기 장애 / 부인과 질환

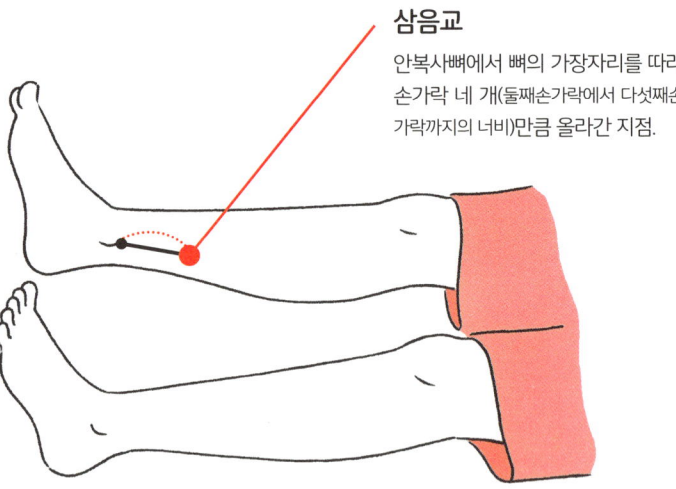

삼음교
안복사뼈에서 뼈의 가장자리를 따라 손가락 네 개(둘째손가락에서 다섯째손가락까지의 너비)만큼 올라간 지점.

- 함께 읽어요 - 44 생리통이 있으면 '티라민'을 피한다 → 112쪽

세 개의 경락이 만나는 혈자리

'삼음교'는 세 개의 경락(간경, 비경, 신경)이 교차하는 중요한 혈자리다. **동양의학에서 '혈(血)'은 음혈이라고도 하는데, 자궁은 '혈의 바다'라 할 만큼 매우 중요한 역할을 한다. 이 세 음의 경락이 만나는 삼음교는 생리 트러블에 효과적인 혈자리다.**

위치는 안복사뼈에서 뼈를 따라 손가락 네 개(둘째손가락에서 다섯째손가락까지의 너비)만큼 올라간 지점에 있다.

'삼음교'를 수직으로 눌렀을 때 통증이 있다면 생리 트러블이나 부인과 질환이 있다는 신호이거나 앞으로 악화할 가능성이 높으므로 조기에 케어를 시작하도록 한다.

삼음교는 갱년기 장애 완화에도 도움이 되는 혈자리다. 갱년기 장애란 간단히 말해 몸이 스스로 열을 내리지 못해 몸속에 열이 쌓이는 증상으로 볼 수 있다. 열은 위로 올라가는 성질이 있기 때문에 머리로 열이 몰리면 긴장형 두통이나 짜증, 안면 홍조, 머리에서 땀이 나는 증상이 나타난다.

위로 열이 올라가는 증상을 완화하는 데도 도움이 되므로 뜸과 핫팩, 발목 토시 등으로 삼음교를 따뜻하게 하면 상태가 호전되는 경우가 많다.

생리 트러블은 발의 냉증 때문

부인과 질환은 대부분 하체의 냉기로 인해 발생한다. 냉기는 아래로 내려가는 성질이 있기 때문에 하체가 차가워지지 않도록 발목을 중심으로 연중 내내 따뜻하게 유지할 수 있게 노력한다. 최근 주목을 받는 '장 건강'에도 영향을 미치므로 관리에 힘쓴다.

인간의 몸은 냉기와 근육의 긴장이 지속되면 그것에 순응해 스스로 자신의 몸이 차가워져 있는지 깨닫지 못할 수 있다. 따라서 손으로 발목을 만져 보고 냉기가 느껴지지 않는지 직접 확인해 보도록 한다.

증상별 혈자리 21

빈혈에는 '혈해'

빈혈 / 냉증 / 무릎 통증 / 생리통 / 생리 불순 / 월경전증후군 / 갱년기 장애

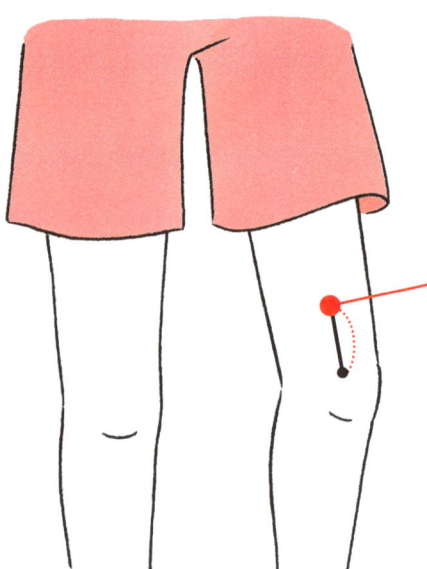

혈해
무릎뼈 안쪽 윗부분에서 손가락 세 개(둘째손가락에서 넷째손가락까지의 너비)만큼 올라간 지점.

빈혈로 고민하는 여성의 필수 혈자리

위가 약하고 숙면하지 못하는 현대인 중에는 빈혈로 고생하는 사람이 많다. 그리고 위는 습기에 약하기 때문에 비가 많이 내리고 습도가 높아지는 시기에는 음식에서 혈액을 만드는 성분을 충분히 흡수하지 못하게 된다. 한편, 동양의학에서는 잠을 자는 동안에 피가 만들어진다고 본다. 따라서 위와 수면 기능이 떨어지면 피가 부족한 '혈허' 상태가 되어 빈혈의 원인이 되는 것이다.

그래서 **추천하는 혈자리가 피와 깊은 관련이 있는 '혈해'**다.

무릎뼈 안쪽 윗부분에서 손가락 세 개(둘째손가락에서 넷째손가락까지의 너비)만큼 올라간 지점에서 압통점을 찾는다.

혈해는 핫팩이나 따뜻한 물을 담은 페트병을 얹거나 샤워기나 드라이어로 따뜻하게 자극하는 것이 좋다. 다만, 화상을 입지 않게 항상 주의한다.

혈해는 냉증과 생리통에도 효과적인 혈자리다. 여성은 생리로 인해 남성보다 빈혈이 더 쉽게 발생한다. 그리고 빈혈이 있으면 생리통도 심해진다. 앞에서도 설명했듯이 부인과 질환에는 냉기로 인한 혈액순환 장애가 나쁜 영향을 미치므로 다리 안쪽을 만져 냉기가 느껴지면 그 부위를 집중해서 따뜻하게 관리한다.

특히 무릎 안쪽, 허벅지 앞쪽과 안쪽에 정맥류나 붉은 자주색의 실핏줄(76쪽 참고)이 보인다면 평소에도 체온이 많이 떨어져 혈액순환이 안 되고 냉증이 있다는 신호다.

혈과 관련된 '격수'

빈혈에 좋은 또 다른 혈자리로는 격수(233쪽)가 있다. 어깨뼈 아래 부위 높이에서 등뼈에서 바깥쪽으로 손가락 두 개 너비만큼 떨어진 지점에 있다. 등에서 불룩하게 튀어나온 척주세움근(척추기립근) 위쪽의 압통점을 찾아보자. 격수는 빈혈뿐 아니라 딸꾹질을 멈추는 데도 효과가 있다.

증상별 혈자리

22

대표적인 미용 혈자리 '사백'

얼굴 부종 · 주름 · 처짐 · 다크서클 · 뾰루지 · 경직 / 눈의 피로

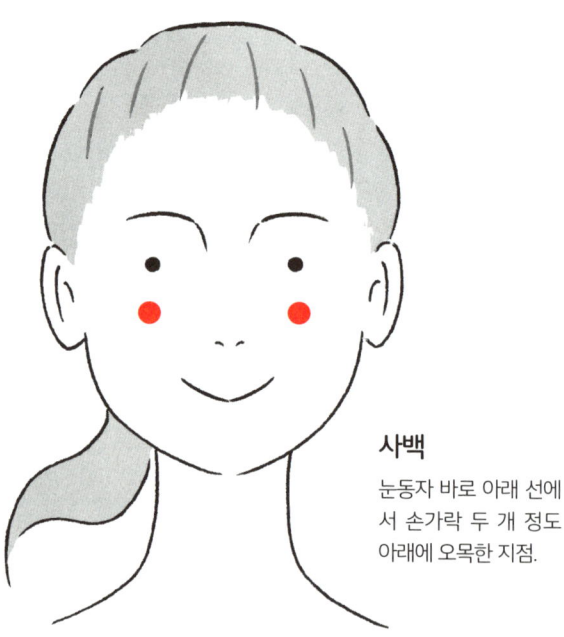

사백
눈동자 바로 아래 선에서 손가락 두 개 정도 아래에 오목한 지점.

- 함께 읽어요 - 1년의 피부 상태는 겨울 생활이 결정한다 → 218쪽

미용에 좋은 혈자리 '사백'

미용에 좋은 얼굴 부위 혈자리 '사백'을 소개한다.

위치는 눈동자 바로 아래 선에서 손가락 두 개 정도 내려간 곳의 오목한 지점이다. 이곳은 **얼굴의 부기와 주름, 처짐 등에 효과가 있는 대표적인 미용 혈자리다.**

얼굴은 특히 민감한 부위이므로 사백을 자극할 때는 피부가 당겨지지 않게 조심하면서 피부에 수직 방향으로 힘을 빼고 부드럽게 눌러야 한다. 그리고 얼굴의 혈액순환과 수분대사를 촉진하기 위해 따뜻한 손으로 자극하는 것이 좋다. 만약 손이 차면 세면기에 미지근한 물을 받아 몇 분간 손을 따뜻하게 데우고 나서 진행한다.

한편, **얼굴의 혈류는 등과 밀접한 관련이 있다.** 미용이 아니라 치료를 목적으로 했던 사람 중에서도 등 근육이 부드러워지고 혈액순환이 좋아지면서 화장이 잘 받는다며 기뻐하는 경우도 드물지 않다. 등이 차게 느껴질 때는 핫팩을 붙이거나 옷을 입은 상태에서 옷깃을 살짝 뒤로 젖히고 그 틈으로 2~3분간 헤어드라이어로 따뜻한 바람을 쏘이는 습관을 들이자. 그렇게 하면 얼굴의 혈색이 좋아질 것이다.

얼굴과 몸은 연결되어 있다

얼굴과 몸은 하나의 피부로 몸 전체가 연결되어 있기 때문에 미용을 위해서도 평소 자세가 매우 중요하다. 예컨대, 다리를 꼬고 앉거나 한쪽 발에만 체중을 싣는 습관이 있으면 얼굴의 좌우 균형이 깨지게 된다.

또한, 한쪽 어깨로만 가방을 메는 버릇도 얼굴이 틀어지는 원인이 되므로 가능하면 백팩을 사용하는 편이 좋다.

미용을 위해서는 내장의 기능과 몸 전체의 균형을 다스리는 것이 중요하다. 만약 미용 침술에 관심이 있다면, 얼굴뿐 아니라 내장 기능을 조절해 피부의 재생주기를 개선하고 몸 전체의 균형을 맞추는 60~90분 정도의 침 치료 프로그램이 있는 곳을 추천한다.

증상별 혈자리 23

팔자 주름과 피부 처짐, 부종에 '하관'

팔자 주름 / 얼굴 처짐·부종 / 치통 / 안면 신경통 / 턱관절증 / 이명

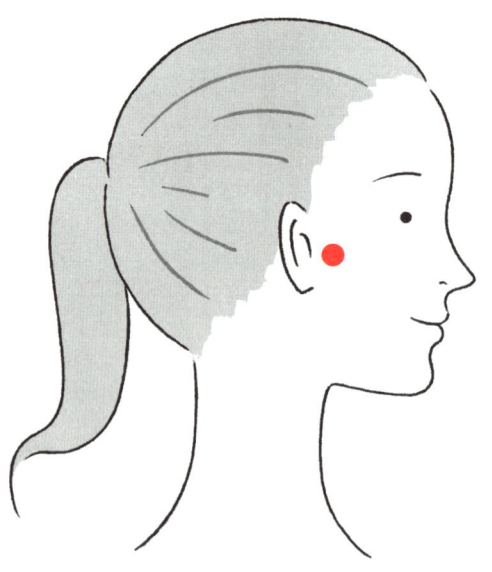

하관
귓구멍 앞 오목한 부위.
턱관절을 움직이면 튀어나오는 곳.

팔자 주름 해소에 하관

'하관'은 귓구멍 앞의 오목한 부분으로, 턱관절을 움직이면 튀어나오는 부위다. **하관을 자극하면 얼굴의 혈류가 좋아지기 때문에 볼의 부기와 처지는 증상이 개선되고 팔자 주름과 이중 턱이 사라져 얼굴이 작아진다.**

또한 피지선과 땀샘을 활성화해 피부의 노폐물을 배출하는 효과도 있다. 화장을 지운 후 하관을 눌러 준 뒤에 세안하면 피부의 노폐물을 깨끗하게 제거할 수 있다.

하관 주변의 근육이 뭉치면 관자놀이 부위의 근육이 경직되고 이 상태가 만성이 되면 머리 전체가 부어오르게 된다. 이 부종은 당연히 얼굴에도 나쁜 영향을 미치므로 평소에 근육이 긴장하지 않게 풀어 주는 것이 중요하다.

한편, 혈자리를 자극하면 림프와 혈류의 흐름이 원활해져 평소 쌓인 노폐물과 정체된 혈액의 배출을 돕는다. 근육이 풀리면서 피부의 온도도 상승해 얼굴의 혈색이 좋아진다. 이를 매일 하는 피부 관리에 추가하거나 목욕 중 또는 업무 중 휴식 시간에 해보는 것도 좋겠다. 작은 노력이나마 조금이라도 빨리 시작하고 지속한다면, 팔자 주름이 없어지고, 예방하는 데 도움이 되어 젊음을 유지하는 비결이 될 것이다.

이를 악무는 습관을 고친다

이에 힘을 주고 꽉 무는 습관도 머리 옆 부위와 머리 전체가 붓는 원인이 된다. 일반적으로 입을 다물고 있어도 위아래 치아 사이가 벌어지는 상태가 정상이다. 이를 꽉 무는 버릇은 두피가 경직되게 영향을 주며, 스트레스를 받고 있다는 신호이기도 하다. 자신이 이를 악물고 있지 않은지 수시로 확인해 보는 것이 좋다.

또한, 평소에 턱을 여닫을 때 아프지 않더라도 입을 크게 벌릴 때 턱이 어긋나거나 '딱' 소리가 난다면 턱 주변 근육의 균형이 맞지 않는다는 신호다. 더 심하게 변형이 오거나 통증이 생기는 등 심한 턱관절 장애로 발전하기 전에 서둘러 치료를 받자.

증상별 혈자리 24

스트레스에 좋은 혈자리 ①
짜증에 '태충'

짜증 / 눈의 피로 / 두통 / 현기증 / 발기장애 / 배뇨장애 / 눈꺼풀 떨림

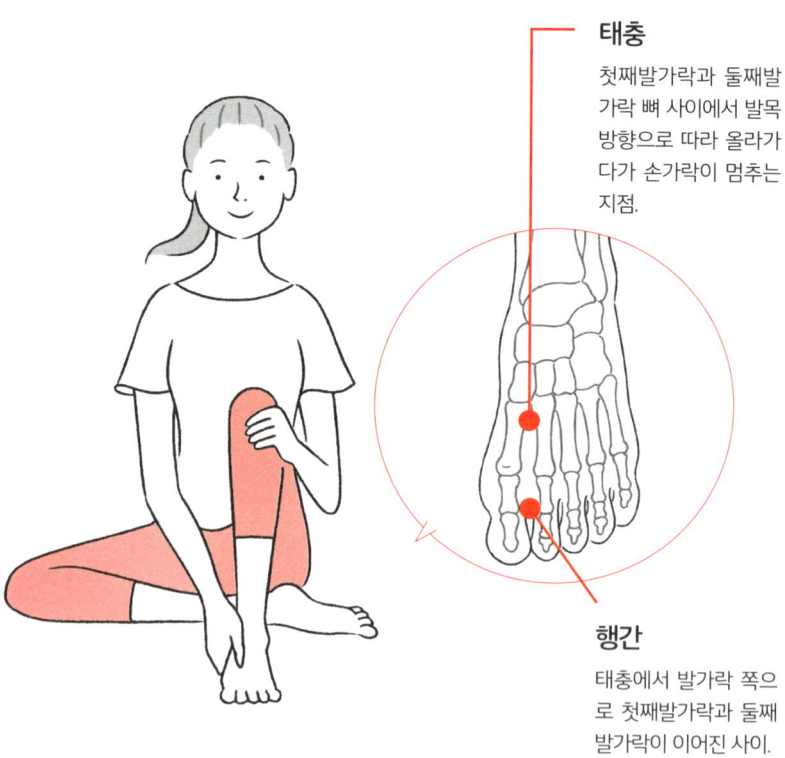

태충
첫째발가락과 둘째발가락 뼈 사이에서 발목 방향으로 따라 올라가다가 손가락이 멈추는 지점.

행간
태충에서 발가락 쪽으로 첫째발가락과 둘째발가락이 이어진 사이.

- 함께 읽어요 - 여덟 가지 스트레스 신호를 놓치지 않는다 → 160쪽

짜증이 날 때는 '태충'

짜증이 나거나 화가 날 때 추천하는 혈자리가 '태충'이다. 온몸의 긴장을 억제하는 효과가 있다.

화가 나면 머리에 피가 쏠린다고 하는데, 이 태충혈을 자극하면 머리로 몰리는 혈류를 조절하는 데 도움이 된다.

정확한 위치는 첫째, 둘째발가락 사이 뼈를 따라 발목 쪽으로 천천히 따라가다 보면 손가락이 멈추는 지점이 있다. 그곳을 뒤꿈치 방향으로 눌렀을 때 통증이 있는 사람은 스트레스가 쌓여 있다는 신호다.

태충은 오장 중에 '간'에 속하는 경락으로, 혈과 깊은 관련이 있어 생리 트러블이나 갱년기 증상을 완화시키는 효과를 기대할 수 있다.

짜증이 나는 것은 자율신경의 교감신경이 활성화되어 있기 때문이다. 몸이 긴장과 흥분 모드로 치우쳐 있어, 심리적으로 힘이 들어가 있는 상태다. 근육과 혈관도 긴장하게 되어 혈액순환이 나빠지고, 교감신경이 활성화될수록 인상이 강해진다.

이러한 짜증 상태가 지속되면 '짜증 → 마음과 몸에 스트레스 축적 → 근육의 경직 → 짜증의 강도가 심해짐', 이 같은 악순환에서 벗어날 수 없게 된다.

짜증과 온몸의 뻐근함, 목과 어깨 결림, 이 악물기, 두통, 눈의 피로, 불면증 등을 유발하는 원인은 평소에 자주 해소하는 것이 중요하다.

짜증 해소에 도움이 되는 보조 혈자리, '행간'과 '노궁'

다음의 혈자리도 짜증에 효과가 있다.

① **행간** : 조금 날카로운 자극이 효과적이므로 이쑤시개로 콕콕 찌르면 화가 스르륵 가라앉을 것이다.

② **노궁** : 234쪽 참고. 손바닥에 있는 혈자리다. 손바닥을 부드럽게 문질러 풀어주기만 해도 마음이 한결 안정될 것이다.

증상별 혈자리 **25**

스트레스에 좋은 혈자리②
기분 저하에 '신문'

기분 저하 / 불안 / 두근거림 / 가슴 통증 / 불면 / 짜증

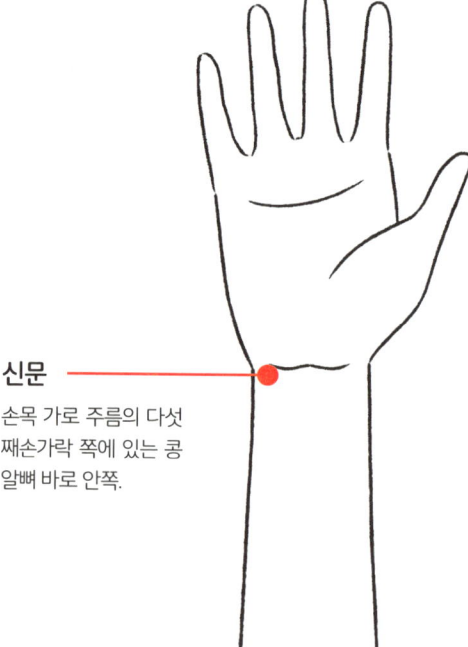

신문
손목 가로 주름의 다섯째손가락 쪽에 있는 콩알뼈 바로 안쪽.

기분이 가라앉을 때는 '신문'

'신문'은 자율신경의 흥분 상태를 가라앉히고 마음을 편안하게 하고, 스트레스로 인한 변비 등의 장 문제를 해소하는 데 효과가 있다. 또한 배뇨장애나 다섯째발가락 경련, 손바닥의 열감, 피부 가려움, 피로, 식욕 부진, 구토, 부종 등에도 효과적인 혈자리다.

위치는 손바닥 쪽 손목의 가로 주름 위에 있다. 주름을 따라 다섯째손가락 쪽으로 더듬어 가면 평소에는 신경도 쓰지 않던 콩처럼 튀어나온 뼈가 만져질 것이다. 이 뼈를 콩알뼈라고 하는데 바로 안쪽에 신문이 위치한다.

신문은 조금 가는 혈자리이므로 면적을 좁게 해 손가락 끝으로 눌러 자극하거나 뜸으로 따뜻하게 해 주는 것이 좋다. 기분이 가라앉을 때 이 혈자리를 자극하면 마음이 편해질 것이다.

신문은 경락의 하나인 '심경'에 속하는 혈자리로, '신'이 들어가는 혈은 한의학에서는 뇌나 정신과 깊은 관련이 있다고 보았다. 이 때문에 한의학의 3대 경전 중 하나인 『황제내경』에 '심(心)은 신(神)을 담고 있다', '심은 신명(神明)을 주관한다'라는 말이 기록되어 있다.

기분 저하에 효과적인 보조 혈자리 '단중'

기분이 가라앉을 때는 '단중(232쪽)'을 자극하는 것도 효과적이다. 양쪽 유두 또는 양쪽 겨드랑이를 연결한 선의 중앙에 있다. 이 혈자리는 가슴뼈 위에 있는데 스트레스가 쌓인 사람은 이 부분을 누르면 통증을 느낄 것이다. 가슴이 답답할 때 이를 해소하거나 유선염을 예방하는 데도 효과적이다.

> 눈을 감고 혀를 내밀었을 때, 눈꺼풀이나 혀가 미세하게 떨린다면 과도하게 스트레스가 쌓였다는 신호다. 스스로 확인하기가 어려우므로 다른 사람에게 부탁하는 것이 좋다. 만약 눈꺼풀이나 혀가 미세하게 떨린다면 몸에서 보내는 SOS 신호이므로 빠르게 대처해야 한다.

증상별 혈자리

26

스트레스에 좋은 혈자리③
패닉, 응급 상황에 '내관'

두통 / 불안 / 차멀미 / 숙취 / 짜증 / 위 불쾌감 / 메스꺼움 / 구토

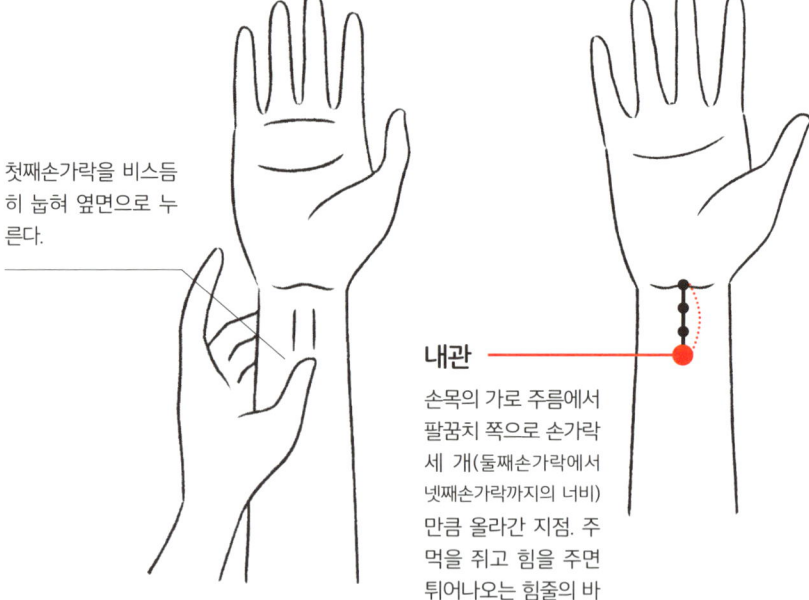

첫째손가락을 비스듬히 눕혀 옆면으로 누른다.

내관
손목의 가로 주름에서 팔꿈치 쪽으로 손가락 세 개(둘째손가락에서 넷째손가락까지의 너비) 만큼 올라간 지점. 주먹을 쥐고 힘을 주면 튀어나오는 힘줄의 바로 옆(첫째손가락 쪽).

공황 상태를 안정시키는 내관

마음의 준비를 하지 못한 상태에서 갑자기 큰 불행이 닥친다면 아마도 많은 사람이 공황에 빠질 수밖에 없다. 심장이 두근거리고 강한 불안감에 휩싸이게 된다. 이와 비슷한 심리 상태는 운동 직후, 갑작스러운 불안감이 들 때, 업무나 가사로 인해 몸을 너무 많이 움직였을 때 혹은 화가 치밀 때도 나타날 수 있다.

그럴 때를 대비해 **마음을 안정시키는 부적 같은 혈자리 '내관'을 기억해 두자. 내관은 차멀미와 숙취를 해소하는 데도 효과가 있는 혈자리다.**

위치는 손목 안쪽의 가로 주름 한 가운데에서 팔꿈치 쪽으로 손가락 세 개(둘째손가락에서 넷째손가락까지의 너비)만큼 떨어진 곳에 있다. 주먹을 쥐고 힘을 주면 두드러지는 힘줄 바로 옆, 첫째손가락 쪽에서 압통점을 찾는다. 힘줄이 잘 보이지 않는 사람은 손가락으로 만져가며 찾아보자. 나란한 두 개의 힘줄을 찾고 그 사이를 짚어 본다.

내관은 나란한 힘줄 사이에 있기 때문에 첫째손가락을 비스듬히 세우고 손끝의 옆면으로 눌러서 지압한다. 시원한 정도의 세기로 누르면서 날숨을 길게 내쉬며 2~3회 심호흡을 하면, 마음이 안정될 것이다.

나만의 부적 혈자리를 찾는다

자신에게 맞는 마음 안정용 혈자리를 알고 있는 것만으로도 컨디션에 문제가 생기는 횟수를 줄일 수 있을 것이다.

내관 이외에도 백회(30쪽)나 태충(70쪽), 신문(72쪽), 단중(232쪽) 등의 혈자리가 있다. 평소에 '누르면 마음이 편안해지는 나만의 부적 혈자리'를 찾아 두자.

긴박한 상황에서는 냉정하게 판단하기가 어렵고, 넘어져 상처를 입기라도 하면 생명이 위험할 수도 있다. 필자는 2011년 동일본 대지진 당시, 피난민들의 심신 케어를 도운 경험이 있다. 그 과정에서 절박했던 수많은 경험담을 들을 수 있었다. 나만의 부적 혈자리가 하나 있다면 그런 위급한 상황에서 예상하지 못한 위험을 조금이라도 줄일 수 있으리라고 생각한다.

증상별 혈자리 27

기상병에 '예풍'

기상병 / 목·어깨 결림 / 두통 / 안면마비 / 난청 / 이명

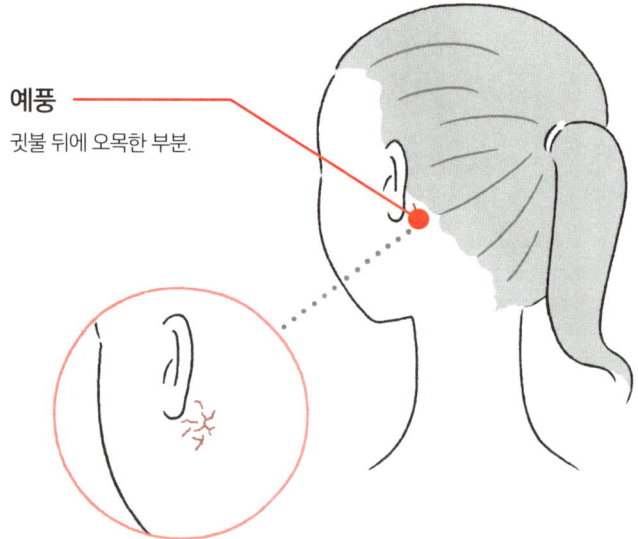

예풍
귓불 뒤에 오목한 부분.

실핏줄
가늘고 붉은 자줏빛 혈관이 몇mm 정도 드러난 상태. 냉증의 신호.

- 함께 읽어요 매년 반복되는 증상은 2~3개월 전부터 대비한다 → 192쪽

기상병 예방에 효과적인 '예풍'

기상병, 기온 차이로 인한 피로, 기온 차이로 인한 알레르기에는 '예풍' 혈자리를 자극한다. 귓불 뒤 오목한 부위의 압통점에 위치한다. 기후 변화에 영향을 많이 받는 사람은 평소에 예풍이 냉기에 노출되지 않도록 따뜻하게 유지하자.

두통과 이명, 현기증 등의 증상이 나타났을 때 이 혈자리를 따뜻하게 하면 증상이 악화할 위험이 있다. 따라서 **증상이 있을 때가 아니라 평소 증상이 없을 때 예방하는 차원에서 따뜻하게 해 주면 효과를 얻을 수 있다.**

예풍 주변에 가늘고 붉은 자줏빛 혈관이 몇mm 정도 보일 때가 있는데, 이것은 평소에 몸이 차고 혈액순환이 원활하지 않다는 신호다. 지금 당장은 두통이나 이명, 현기증, 난청 등의 증상이 없더라도 앞으로 발병할 위험이 크므로 미리 대비하는 것이 좋다.

자연의 영향을 받는 인간의 몸

동양 철학 사상 중에 '천인합일사상'이라는 개념이 있다. '하늘'은 자연계를 가리키며 날씨와 지구는 서로 영향을 주고받는다. 그 사이에서 살아가는 우리 인간도 자연의 영향을 크게 받을 수밖에 없다.

최근 자연의 법칙이 크게 무너지고 있다. 기압과 기온의 극심한 변화, 점점 강력해지고 있는 태풍, 국지성 폭우, 폭설 등 이렇게 불안정한 자연환경 속에서 우리의 몸이 영향을 받는 것은 당연한 일이다. 그러니 자신을 탓할 필요는 없다.

다만, 이 같은 자연의 변화는 쉽게 멈출 수 없으므로 앞으로는 한 사람 한 사람이 지금보다 더 세심하게 자신의 몸을 돌보아야 한다. 그리고 증상의 개선만큼이나 중요한 것은 '예방(=관리)'하는 것이다. **병을 치료하는 것보다 몸을 건강하게 유지하며 조절하는 것이 효과적이므로 예방을 통해 평소 삶의 질이 떨어지지 않게 노력해야 한다.**

증상별 혈자리

28

건초염에 '양계'

건초염 / 설사 / 소화불량 / 어깨·팔·팔꿈치·손목 통증 / 눈 충혈

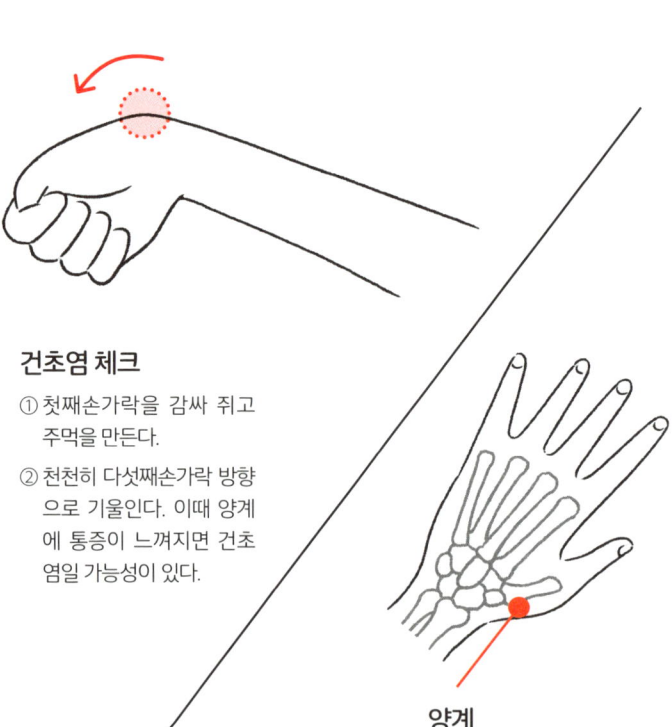

건초염 체크
① 첫째손가락을 감싸 쥐고 주먹을 만든다.
② 천천히 다섯째손가락 방향으로 기울인다. 이때 양계에 통증이 느껴지면 건초염일 가능성이 있다.

양계
손가락을 쫙 펴고 손목을 손등 쪽으로 젖히면 첫째손가락 밑에 힘줄 두 개가 튀어나와 만드는 오목한 삼각형 부분이다.

- 함께 읽어요 - 64 현대병 '스마트폰 엘보'의 예방과 개선 → 154쪽

현대인에게 흔한 건초염

최근 스마트폰을 지나치게 사용하면서 첫째손가락 부위의 건초염이 늘고 있다. 스마트폰보다 무거운 태블릿을 자주 사용하는 사람이나 프라이팬을 많이 드는 사람도 걸리기 쉬운 질병이다.

건초염에는 손목에 있는 '양계' 혈자리를 추천한다. 합곡(30쪽)이나 수삼리(44쪽), 곡지(44쪽)와 같은 '수양명대장경'에 속한다. **대장과 연결된 경락이기 때문에 설사나 소화불량 등 소화기 문제에도 효과적이지만 손목의 건초염 증상에도 작용하는 혈자리이므로 잘 기억해 둔다.**

찾는 방법은 간단하다. 손가락을 쫙 벌리고 손목을 손등 쪽으로 젖힌다. 그러면 첫째손가락 밑에 힘줄이 두 개 튀어나오면서 오목한 삼각형이 생기는 곳이 있다. 그곳을 눌렀을 때 통증이 있는지 확인한다. 평소에 통증이 없더라도 양계를 눌렀을 때 통증이 있다면 이미 부담이 가고 있다는 증거다.

할 수 있다. 먼저 첫째손가락을 감싸고 주먹을 쥔다. 그런 다음 천천히 다섯째 손가락 쪽으로 손목을 기울인다. 그때 양계 부근에서 통증이 느껴진다면 건초염일 가능성이 높다.

관절에 염증이 생기면 통증이 심하고 치료에도 시간이 걸린다. 그래서 미리 예방하는 것이 가장 중요하다. 몸이 보내는 작은 신호를 발견했을 때 뜸을 뜨고 따뜻하게 해 혈류가 원활해지면 발병 위험이 낮아진다.

현재 건초염이 의심된다면 우선 열감이 있는지 확인한다. 그리고 가만히 있어도 통증이 심하다면 염증이 진행되고 있을 가능성이 크다. 이때는 온찜질을 피하고 냉찜질을 한 뒤 전문의를 찾는다. **염증이 있을 때 뜸을 떠 열을 가하면 오히려 상태가 나빠질 수 있으므로 주의한다.**

건초염 자가 진단

건초염 여부는 핀켈스타인 검사로 확인

제 3 장

식품으로 관리하는 자율신경

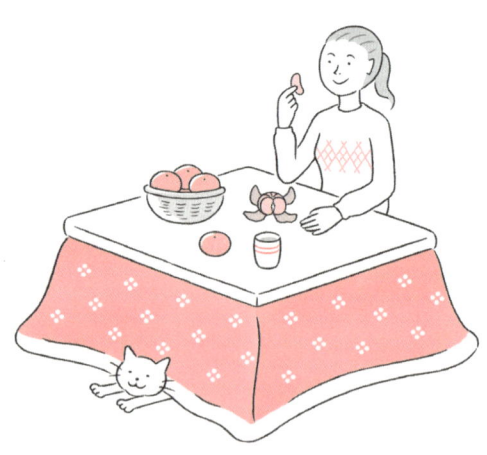

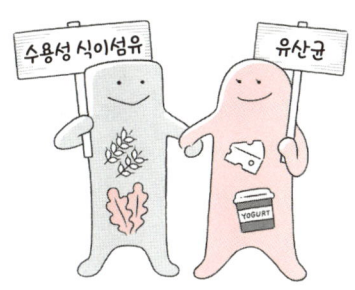

매일 섭취하는 식사는 건강의 기본이다.
그렇지만 굳이 특별한 식단이나 특이한 식품을 고집할 필요는 없다.
중요한 것은 '균형 잡힌 식사'다.
오늘부터 간단하게 실천할 수 있는 식사 방법과
불편한 증상에 효과적인 다양한 식품을 소개한다.

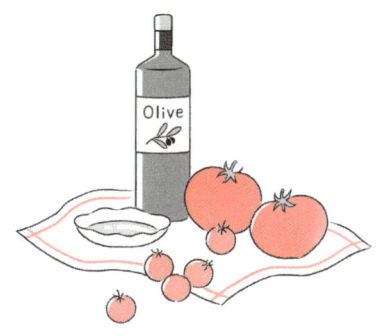

식품

균형 잡힌 식사의 기본은 한식

모든 증상과 관련

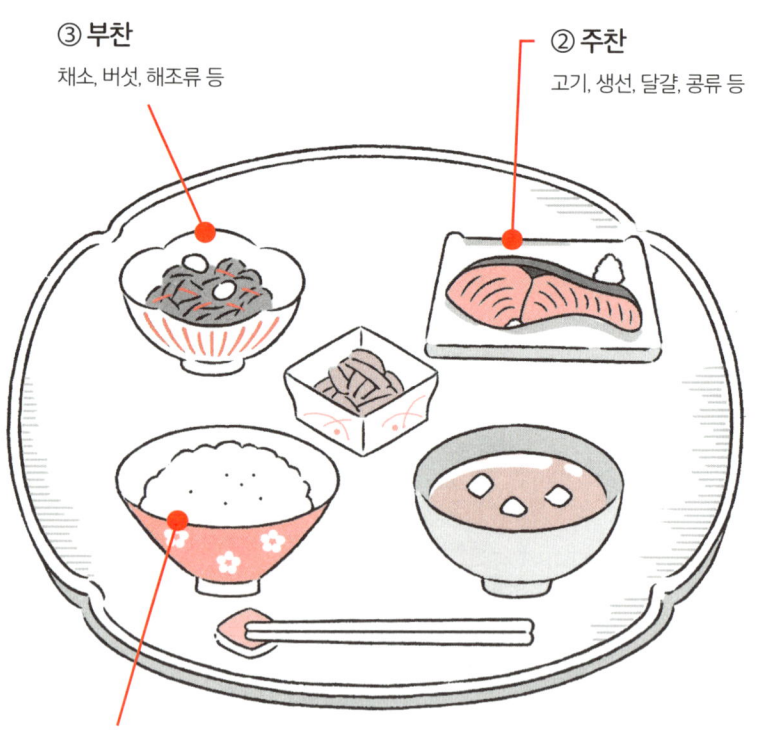

③ 부찬
채소, 버섯, 해조류 등

② 주찬
고기, 생선, 달걀, 콩류 등

① 주식
밥, 빵, 면류 등

균형 잡힌 식사란 무엇일까?

건강한 식습관을 만들려면 영양이 균형 잡힌 식사가 중요하다. 하지만 막상 실천하려고 해도 '대체 영양이 균형 잡힌 식사는 무얼 말하는 것이지?' 하고 의문이 드는 사람이 많을 것이다.

결론부터 말하자면 한국인에게 익숙한 전통 밥상, 한식이 그 답이다. **에너지와 영양이 균형 잡힌 식사의 기본은 주식과 주찬, 부찬을 고르게 갖추는 것인데, 한식을 중심으로 식사를 하면 자연스럽게 이 균형을 맞출 수 있다. 특히 제철 식품을 적극적으로 활용하면 더욱 바람직한 식단이 된다.**

① **주식** : 밥, 빵, 면류 등 주로 에너지원이 되는 음식
② **주찬** : 고기, 생선, 달걀, 콩류 등 주로 단백질이 풍부한 음식
③ **부찬** : 채소, 버섯, 해조류 등 비타민, 미네랄, 식이섬유가 풍부한 음식

보건복지부와 한국영양학회가 발표한 〈한국인 영양소 섭취 기준(2020년)〉, 〈한국인을 위한 식생활 지침(2021년)〉을 보면 하루에 무엇을 얼마나 먹어야 좋은지 그 기준을 쉽게 알 수 있으므로 참고하도록 한다.[※]

한편, '○○이 변비에 효과적이다!'라는 정보를 듣고 한 가지 음식만 섭취해서는 안 된다. 균형 잡힌 식사 속에 그런 식품을 포함하는 것이 훨씬 효과적이다.

건강과 다이어트에 좋은 식사법

식사할 때는 가능하면 **'된장국' → '채소' → '단백질' → '탄수화물'의 순서로 섭취한다.** 먼저 된장국을 한두 숟가락 마셔 소화기관을 따뜻하게 해줌으로써 소화를 잘할 수 있게 준비한다. 다음으로 채소를 먹어 살이 찌는 원인인 '당분'의 흡수를 늦춘다. 그런 다음 주반찬과 주식인 밥을 먹는다. 이 식사법은 건강뿐 아니라 다이어트와 미용 면에서도 권장할 만한 방법이다.

※ 출처 : 질병관리청 국가건강정보포털-옮긴이

식품

30

배에서 꼬르륵 소리가 나고 1시간 후에 먹는다

설사 / 변비 / 아토피 / 뾰루지 / 스트레스 / 불면 / 비만

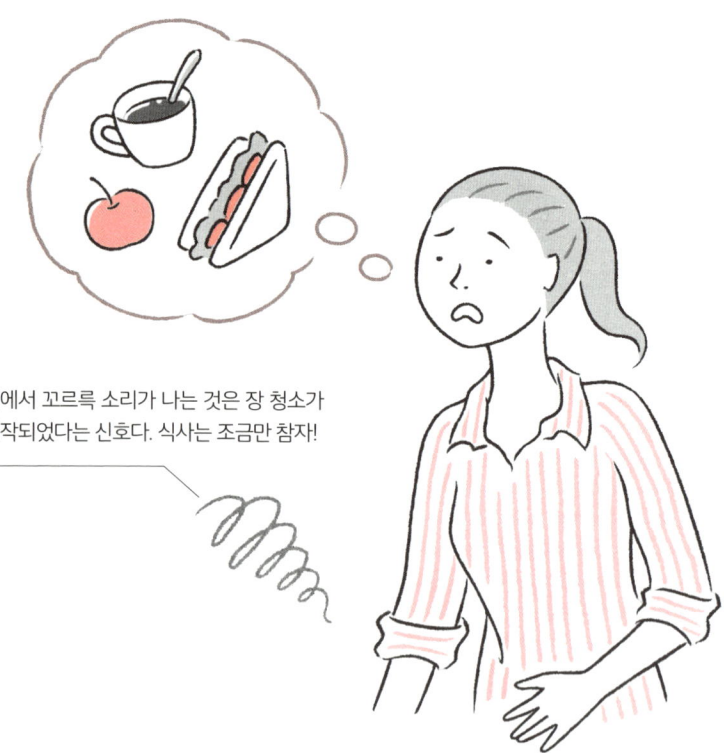

배에서 꼬르륵 소리가 나는 것은 장 청소가 시작되었다는 신호다. 식사는 조금만 참자!

- 함께 읽어요 -   78   행복 호르몬 '세로토닌'을 늘리는 식품 → 184쪽

식사를 조금만 기다리자!

배가 고파 배에서 소리가 나면 '아, 이제 밥 먹을 시간이구나!'하고 생각하지 않는가? 또는 배에서 소리가 나기도 전에 다음 끼니를 먹는 사람도 있을 것이다. 그런데 사실은 모두 잘못 생각하는 것이다. **배에서 소리가 나는 것은 장의 활동이 활발해져 대청소하고 있다는 사인이다.** 이제 막 장이 청소를 시작하려는 순간이므로 이때 식사를 하면 위에 피로가 쌓이고 장내 환경은 점점 나빠지게 된다.

장내 환경이 나빠지면 변비나 설사뿐 아니라 피부 문제까지 일으킬 수 있다. 깨끗한 피부를 유지하는 데 필요한 영양소를 충분히 흡수하지 못하면 손상된 피부를 회복하는 데 오랜 시간이 걸리게 된다.

앞으로는 배에서 꼬르륵 소리가 나면 '장이 깨끗해지는 시간'이므로 먹는 것은 조금만 참아보자. 배에서 꼬르륵 소리가 나고 1시간 정도 뒤에 식사하는 것이 가장 이상적이지만 참기 어려울 때는 30분만이라도 기다리는 습관을 들여 보자.

장의 다양한 기능

최근 연구를 통해 장의 다양한 기능이 과학적으로 증명되고 있다. 장에서는 피로 회복과 지방 연소에 필요한 비타민이 합성된다. 따라서 장에 문제가 생기면 쉽게 피로를 느끼고, 체중이 증가한다.

게다가 장에는 전체 면역세포의 약 70%가 모여 있기 때문에 감기나 꽃가루 알레르기, 아토피, 암 등의 다양한 질병에 걸릴 위험이 커진다.

그뿐만 아니라, 정신 안정과 자세 유지에도 관계하는 호르몬 '세로토닌'은 90% 이상이 장에서 합성되기 때문에 장내 환경이 나빠지면 몸과 마음에 모두 문제가 발생할 수 있다.

장내 환경을 해치는 요인으로는 불규칙한 식사, 스트레스, 냉증, 운동 부족, 노화 등을 들 수 있다. 특히 수면 중에도 장을 청소하기 때문에 취침 전에 음식을 섭취하면 장에 부담이 된다. 잠자리에 들기 3시간 전까지 식사를 마치자. 소화 장애, 피부 트러블, 심리적 문제 등이 개선되는 효과를 얻을 수 있을 것이다.

식품 31

입맛의 변화는 내장이 보내는 피로 신호

모든 증상과 관련

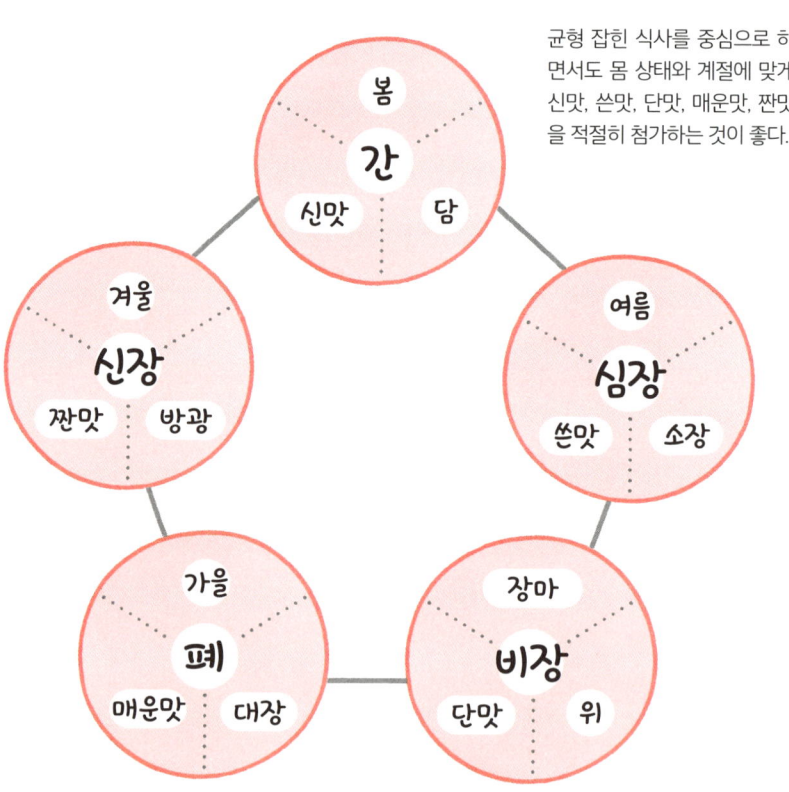

균형 잡힌 식사를 중심으로 하면서도 몸 상태와 계절에 맞게 신맛, 쓴맛, 단맛, 매운맛, 짠맛을 적절히 첨가하는 것이 좋다.

오장과 연결된 맛·장기·계절

동양의학의 '다섯 가지 맛'

동양의학에서는 음식의 맛을 신맛, 쓴맛, 단맛, 매운맛, 짠맛의 다섯 가지로 나눈다. 그리고 이 맛과 장기가 밀접한 관련이 있다고 보는 동양의학적 개념을 오행론이라 한다. 고대 의서의 기록에 따르면 신맛은 '간과 담', 쓴맛은 '심장과 소장', 단맛은 '비장과 위', 매운맛은 '폐와 대장', 짠맛은 '신장과 방광'과 관계가 있다고 한다. 다시 말해 우리의 입으로 들어간 음식은 맛에 따라 각각의 장기에 작용한다는 것이다.

예컨대, 신맛이 강한 식초, 레몬, 매실 등은 물건을 굳게 하는 작용을 해 설사와 빈뇨를 개선한다고 한다. 이 밖에도 땀을 줄이고 스트레스를 해소하는 작용을 한다.

쓴맛이 나는 대표적인 음식으로는 여주가 있는데 이것은 날씨가 더운 지역에서 자라는 채소로 몸의 열을 내려 주고, 얼굴이 달아오르고 입이 마르는 증상을 개선하는 데 효과가 있다.

또한 스트레스를 받을 때 단 음식을 찾는 사람이 많은데, 단맛에는 긴장을 풀어주는 효과가 있기 때문이다. 그중에서도 꿀은 보습 작용이 뛰어나고 목의 건조와 통증을 완화해 준다.

한편, 감기에 걸렸을 때 매운맛을 내는 파나 생강, 무로 만든 음식을 먹으면 몸이 따뜻해져 땀이 나고 감기가 더 이상 나빠지는 것을 막아 준다.

마지막 짠맛은 단순한 소금보다는 해조류나 새우, 오징어, 조개류 등 미네랄을 많이 함유한 식품을 통해 섭취하자. 짠맛은 결석이나 굳은 변을 부드럽게 하는 작용도 한다.

다섯 가지 맛과 계절의 관계

우리는 문득 어떤 맛을 원할 때가 있다. 그것은 몸이 스스로 균형을 맞추려는 신호다. 또한, 이 다섯 가지 맛은 계절별로 나눌 수도 있다. 신맛은 봄, 쓴맛은 여름, 단맛은 환절기와 장마철, 매운맛은 가을, 짠맛은 겨울에 해당한다. 이처럼 제철 식품은 그 계절에 맞는 성질이 있어서, 자연스럽게 우리 몸의 균형을 맞추어준다. 알아갈수록 자연의 식품은 정말 신기할 정도로 인간과 함께 조화를 이룬다는 생각이 든다.

식품

32

매일 먹어야 할 최강 식품 토마토

거친 피부 / 노화 / 부종 / 동맥경화 / 고혈당 / 위장 트러블

올리브 오일과 섭취하면 라이코펜 흡수율이 높아진다.

토마토는 색에 따라 얻을 수 있는 영양성분이 다르다.

- 빨강 : 라이코펜 … 동맥경화와 노화 방지, 미용 효과
- 노랑 : 루테인 … 동맥경화와 고혈압 예방
- 주황 : 베타카로틴 … 면역력 UP, 감기 예방
- 초록 : 클로로필 … 디톡스 효과
- 보라 : 안토시아닌 … 당뇨병과 비만, 노화, 백내장, 녹내장 예방

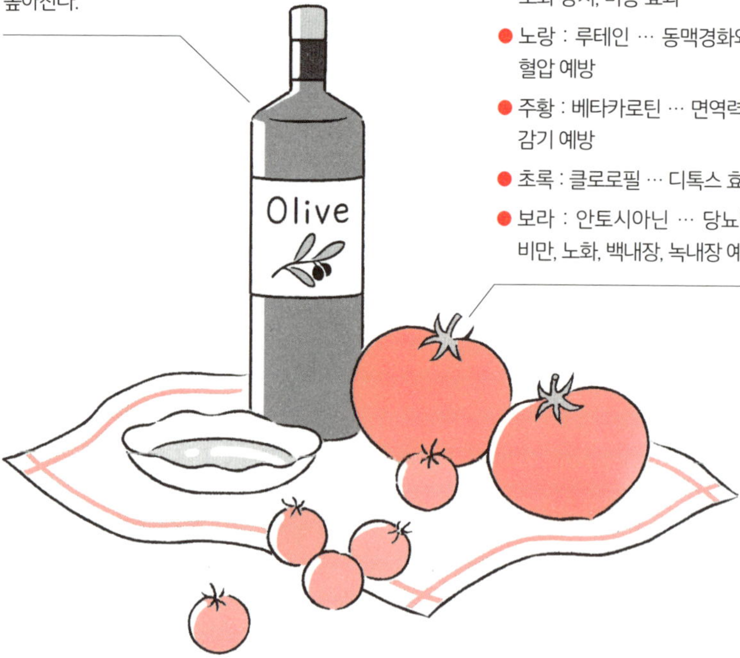

토마토는 매일 먹어도 좋다

토마토에는 다양하고 뛰어난 효능이 있다. 미백·피부미용 효과, 노화 방지, 부기 해소, 동맥경화 예방, 혈당 급상승 억제, 혈중 알코올 농도 조절, 위 점막 보호, 심장병과 뇌졸중 발병 위험 감소, 항암 작용, 모발 건강 유지, 시력 보호 등 많은 장점이 있다.

앞에서 한 가지 음식만 섭취하면 안 된다고 말했지만, 토마토는 끼니마다 먹어도 좋은 식품이다. 그리고 '아침'에는 특히 많이 먹는 것이 좋다. 기상 후 바로 섭취하는 첫 식사는 혈당 수치를 빠르게 상승시키는데, 토마토가 이를 억제하는 역할을 하기 때문이다.

하루에 라이코펜을 20mg 섭취할 수 있는 양을 먹는 것이 이상적이다. 큰 토마토는 하나, 방울토마토는 8~10개 정도가 적절하다. 다만, 토마토 껍질은 소화가 잘 안 되는 식이섬유이므로 너무 많이 먹으면 소화기관에 부담을 줄 수 있으니, 이 분량을 기준으로 삼는 것이 좋다.

올리브 오일과 함께 섭취하면 효과 UP

토마토를 올리브 오일을 함께 먹으면 콜레스테롤 수치가 낮아지고, 항산화 작용을 하는 라이코펜의 흡수율이 높아지는 시너지 효과가 난다.

또한 술을 마실 때 토마토를 먹으면 술만 마셨을 때 비해 혈중 알코올 농도가 30% 정도 낮아지고, 체내에서 알코올이 빨리 분해되는 효과도 있다.

한편, 여름 채소인 토마토는 몸의 열을 내리는 음성 식품이다. 따라서 더운 날이 아니면 따뜻한 음식 섭취 후에 토마토를 먹거나, 스프 등 국물 요리에 넣어 조리하면 영양소를 더욱 효과적으로 흡수할 수 있다.

식품

33

피로가 쉽게 풀리지 않는다면 '이미다졸 펩타이드'

피로 / 식욕 부진 / 냉증 / 생리통 / 불면 / 눈의 피로 / 짜증 / 불안

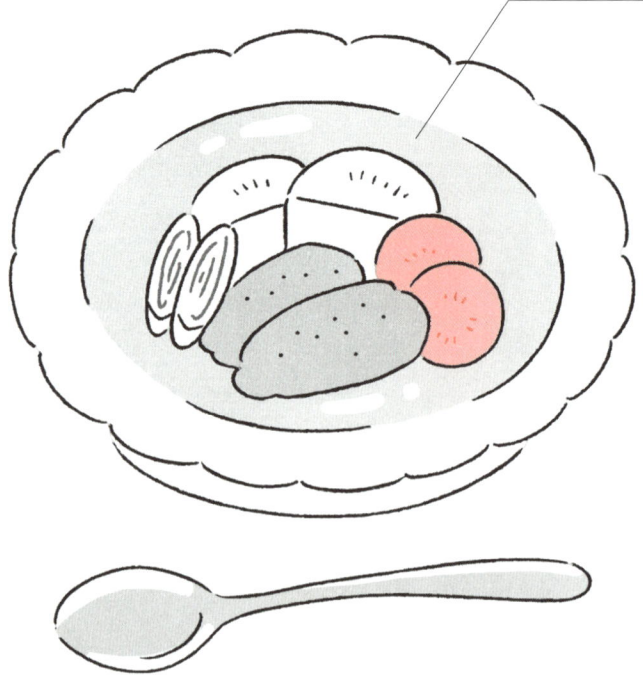

닭고기를 뼈째 넣어 수프를 만들면 영양가 손실 없이 섭취할 수 있다.

- 함께 읽어요 - 14 쉽게 피곤을 느끼는 사람은 '족임읍' → 50쪽

피로 회복에는 '이미다졸 펩타이드'

만성피로에 시달리거나 쉽게 피로감을 느끼는 사람은 항피로 물질인 '이미다졸 펩타이드'를 섭취하면 좋다.

대표적인 식품에는 닭가슴살이 있다. 새가 오랜 시간 먼 거리를 날 수 있는 이유는 이 피로 분해 성분이 풍부하기 때문이다. 권장 섭취량은 하루 200mg며, 닭가슴살 100g이면 이미다졸 펩타이드를 약 200mg 섭취할 수 있다.

닭가슴살은 자율신경 세포의 산화를 방지하고 균형이 깨진 자율신경을 조절하는 역할을 한다. 그뿐만 아니라 근육에 가해지는 부담으로 생기는 조직 손상이나 산화 스트레스를 줄여 몸 전체의 피로를 효과적으로 회복시켜 준다.

닭고기는 철분도 풍부

닭고기는 그 자체가 철분과 단백질을 효율적으로 섭취할 수 있는 보양식이다. 채소나 콩류에 든 비헴철에 비해 고기나 생선의 헴철 쪽이 체내 흡수율이 높다. 닭고기는 위의 기능을 돕고 기혈(에너지와 혈액)을 보강한다. 또한 몸을 따뜻하게 하고, 생리통, 불면증, 눈의 피로, 짜증, 불안 증상을 완화하는 데도 효과적이다.

특히 여성은 월경으로 인해 철분이 부족하기 쉬우므로 최소 하루 10mg 이상 철분을 섭취할 필요가 있다. 닭고기 100g에는 철분이 약 9mg 들어 있으므로 꾸준히 섭취하면 혈액이 늘고 혈류가 좋아져 몸과 마음이 건강해진다.

뼈째 삶아 국물 요리를 만들면 영양을 낭비하지 않고 섭취할 수 있다.

만드는 방법은 다음과 같다.

① 중간 크기의 닭 날개 10개에 소금 두 꼬집(약 1g)을 뿌려 5분 정도 재운다.
② 냄비에 ①의 닭 날개와 생강채(또는 생강즙) 1쪽(약 15g), 청주 2큰술을 넣고 센 불에 올린다.
③ 끓어오르면 닭이 잠길 정도로 물을 붓고 중불로 줄인다.
④ 다시 끓어오르면 약불로 줄여 20분 정도 더 끓인다. 육수는 다시마 등을 추가해도 좋고 취향에 따라 무, 당근, 파 등 좋아하는 채소를 함께 넣는다.

식품

34

낫토는 저녁에 20분간 실온에 두었다가 먹는 것이 좋다

변비 / 골다공증 / 뇌경색·심근경색 예방 / 스트레스 / 거친 피부 / 비만

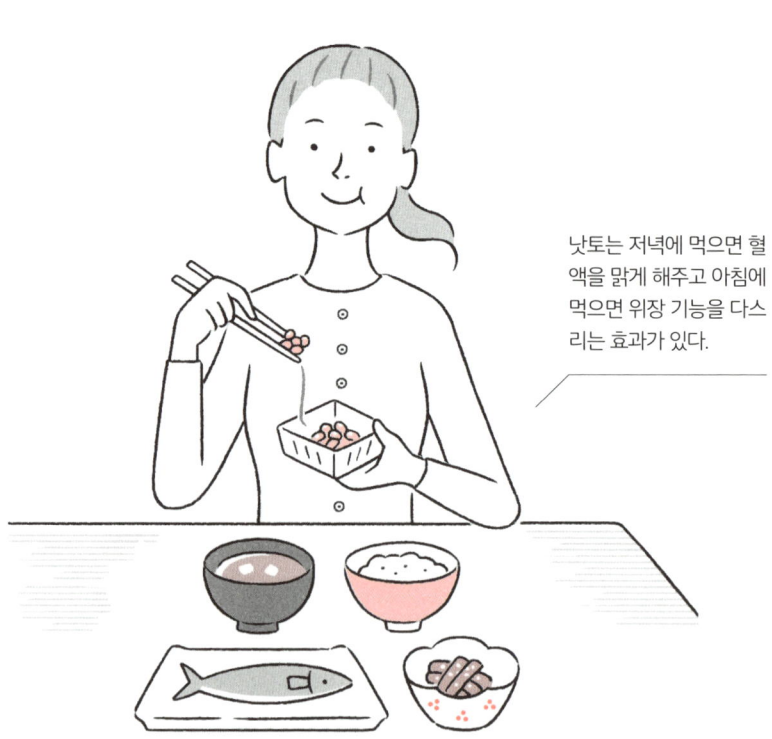

낫토는 저녁에 먹으면 혈액을 맑게 해주고 아침에 먹으면 위장 기능을 다스리는 효과가 있다.

낫토는 수퍼푸드

낫토는 오랫동안 일본인의 건강을 지켜 온 전통식품이다. 이 낫토를 섭취하는 효과적인 방법이 있다. 그것은 '**저녁에 20분간 실온에 두었다가 먹는 것**'이다.

왜냐하면 혈전은 주로 밤부터 새벽 사이에 생기는데, 낫토에 든 '낫토키나아제'는 혈전을 녹여 혈액을 맑게 해 주는 성분이기 때문이다. 그래서 저녁 식사 때 섭취하는 것이 좋다고 한다. 특히 40세 이상이거나 스트레스가 많고 혈압이 높은 사람, 고지혈증과 당뇨 등으로 혈액의 점도가 높은 사람은 특별히 꾸준히 섭취할 것을 권장한다.

그리고 20분간 실온에 두는 이유는 냉장고에서 꺼낸 직후에는 낫토키나아제가 활발한 역할을 하지 못하기 때문이다. 식탁에 올리기 직전에 꺼내지 말고 저녁식사를 준비하는 동안 미리 꺼내 놓으면 낫토키나아제 성분의 효과를 한껏 끌어올릴 수 있다.

한편, **아침에 먹으면 위의 기능을 촉진하는 역할**을 하므로 컨디션에 맞추어 먹는 시간을 조절하는 것도 좋다.

낫토키나아제는 열에 약하다

낫토키나아제는 열에 약해서 50도 이상이 되면 활성도가 급격히 떨어진다. 따끈따끈한 밥 위에 올리거나 된장국 등에 넣어 가열하면 50도를 훌쩍 넘기게 되므로 섭취 방법과 조리 방법을 달리하는 것이 좋다.

또한, 낫토는 푸린을 많이 함유하고 있어, 과다 섭취하면 혈중 요산 수치가 올라가 고요산혈증을 유발하거나 요산이 관절 등에 달라붙어 통풍이 생길 위험이 있다. 낫토 한 팩에는 푸린이 약 50~60mg 들어 있다. 1일 섭취 기준량은 400mg 이하이므로 다른 식품에서 섭취하는 양까지 고려해 섭취하자. 낫토 외에 콩류를 일상적으로 먹는 사람은 하루 1팩이 적당한 섭취량이다.

식품
35

햇빛을 받으면 영양가가 늘어나는 건조식품

피로감 / 불면 / 탈모 / 피부 트러블 / 설사 / 다이어트 / 골다공증

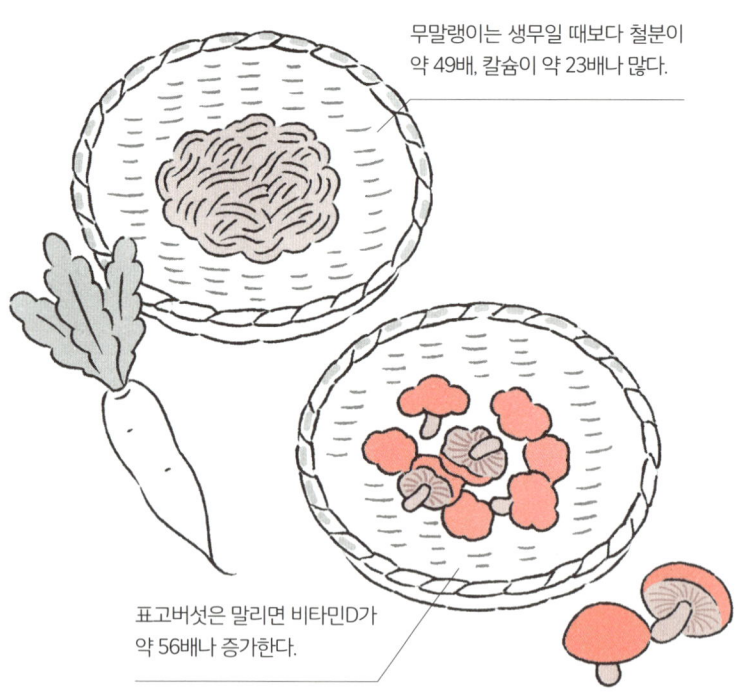

무말랭이는 생무일 때보다 철분이 약 49배, 칼슘이 약 23배나 많다.

표고버섯은 말리면 비타민D가 약 56배나 증가한다.

햇빛을 받으면 영양가가 한층 UP

무말랭이나 건조 표고버섯과 같은 건조식품은 태양의 힘을 받아 말리면 생 상태일 때보다 영양가가 수십 배나 증가한다. 예컨대 무말랭이는 생무에 비해 철분이 약 49배, 칼슘은 약 23배나 증가한다.

단백질과 탄수화물, 식이섬유 등도 많아진다. 또한 햇볕에 말린 표고버섯은 생버섯에 비해 비타민D 함량이 무려 약 56배나 높다.

단, 최근에는 햇빛이 아닌 건조기를 이용해 말린 식품도 많기 때문에 집에서 조리하기 전에 '추가로 일광욕'을 해 주는 것이 좋다. 건조 표고버섯은 물에 불리기 전에 1~2시간 정도 갓이 위로 향하게 해 햇빛에 둔다. 이렇게 하기만 해도 비타민D_2의 함량이 약 10배 증가한다.

부족하기 쉬운 미네랄 보충에도 효과적

건조식품으로 현대인에게 부족한 미네랄(철, 칼슘, 마그네슘, 아연 등)도 보충할 수 있다.

철분이 부족하면 철 결핍성 빈혈에 걸리거나 손톱이 갈라지고 탈모, 수족냉증에도 영향을 준다. 칼슘이 부족하면 골다공증과 짜증이, 마그네슘이 부족하면 피로감과 불면증, 다리 경련 등의 증상이 나타날 수 있다. 그리고 아연은 면역력 유지와 신진대사 활성화에 중요한 성분이므로, 다이어트와 노화 방지를 위해 꼭 필요한 영양소다.

무엇보다 미네랄이 부족하면 한번 균형이 깨진 자율신경이 정상 기능을 회복하기 어렵다. 질병은 아니지만 '이유를 알 수 없는 불편한 증상(=미병)'은 이러한 미네랄 부족이 원인일 수 있다.

부족하기 쉬운 미네랄을 보충할 수 있는 식품으로는 참깨, 파래, 가다랑어포, 벚꽃새우, 미역, 동결건조 두부, 톳, 무말랭이, 우뭇가사리 등이 있다.

식품

36

숨은 기미에는 당근의 '베타카로틴'

기미 / 고혈압 / 고혈당 / 꽃가루 알레르기 / 소화불량 / 설사 / 피로감

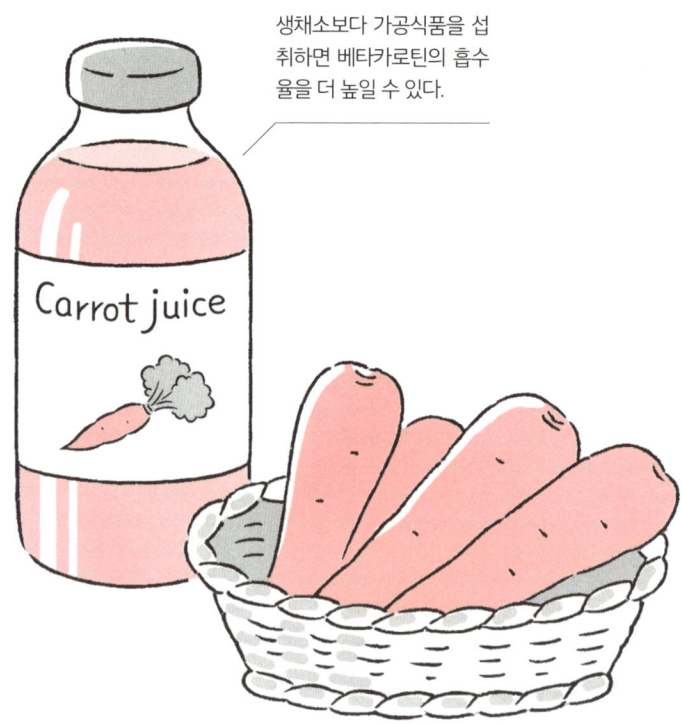

생채소보다 가공식품을 섭취하면 베타카로틴의 흡수율을 더 높일 수 있다.

- 함께 읽어요 - 22 대표적인 미용 혈자리 '사백' → 66쪽

숨은 기미 예방에는 카로틴

일본의 식품 기업인 카고메는 채소에 들어 있는 카로틴이 피부에 미치는 효과에 주목해 연구를 했고, 그 결과를 발표했다.※ 이에 따르면 **카로틴이 풍부한 당근을 주원료로 하는 채소·과일 혼합 주스를 꾸준히 섭취하면 피부 속 '숨은 기미'가 감소한다고 한다.**

숨은 기미는 피부 속에 존재하는 멜라닌을 가리키는 말로 피부의 세포 재생주기에 문제가 생기면 피부 속으로 침투해 쌓이다가 마침내 피부 겉으로 드러나 눈에 띄는 것이다. **아직 기미가 피부 겉으로 드러나지 않는 동안에도 숨은 기미는 점점 증가하기 때문에 조기에 예방하는 것이 기미 관리의 핵심이다.**

연구 결과, 채소·과일 혼합 주스를 마신 사람은 숨은 기미 수치가 유의미하게 개선되었다. 특히 체내 카로틴의 농도가 높을수록 숨은 기미가 더 많이 감소한 것이 확인되었다. 따라서 카로틴은 피부 미용을 고려해 꾸준히 섭취해야 하는 중요한 영양소다.

베타카로틴은 가공식품으로 섭취한다

베타카로틴은 생채소로 섭취하는 것보다 주스와 같은 가공식품으로 섭취할 때가 체내 흡수율이 높다고 한다. 장기적으로 기미의 뿌리가 되는 숨은 기미를 줄이려면 피부의 재생주기를 정상적으로 유지하는 것이 중요하다.

세포의 재생주기는 자율신경과 밀접한 관계가 있으며 비타민A가 중요한 역할을 한다. 베타카로틴과 알파카로틴은 체내에서 비타민A로 전환되므로 카로틴이 풍부한 당근을 주원료로 하는 주스를 꾸준히 마시면 숨은 기미를 줄이는 데 도움이 될 것이다.

또한, 눈가의 갈색 다크서클은 피부에 자극을 주는 자외선과 색소침착이 원인이므로 자외선차단제를 철저히 바르고 클렌징을 할 때 눈가를 세게 문지르지 않도록 한다.

※ 건강한 성인 여성 60명을 두 그룹으로 나누어 '카로틴이 풍부한 당근을 주원료로 하는 채소·과일 혼합 주스'와 '물'을 각각 매일 200mL씩 8주에 걸쳐 마시게 했을 때 나타나는 피부 상태와 카로틴의 혈중 농도 변화를 확인.

식품

37

껍질과 하얀 귤락까지 건강에 좋은 귤

짜증 / 목과 가슴의 답답함 / 기침 / 가래 / 트림 / 잦은 방귀

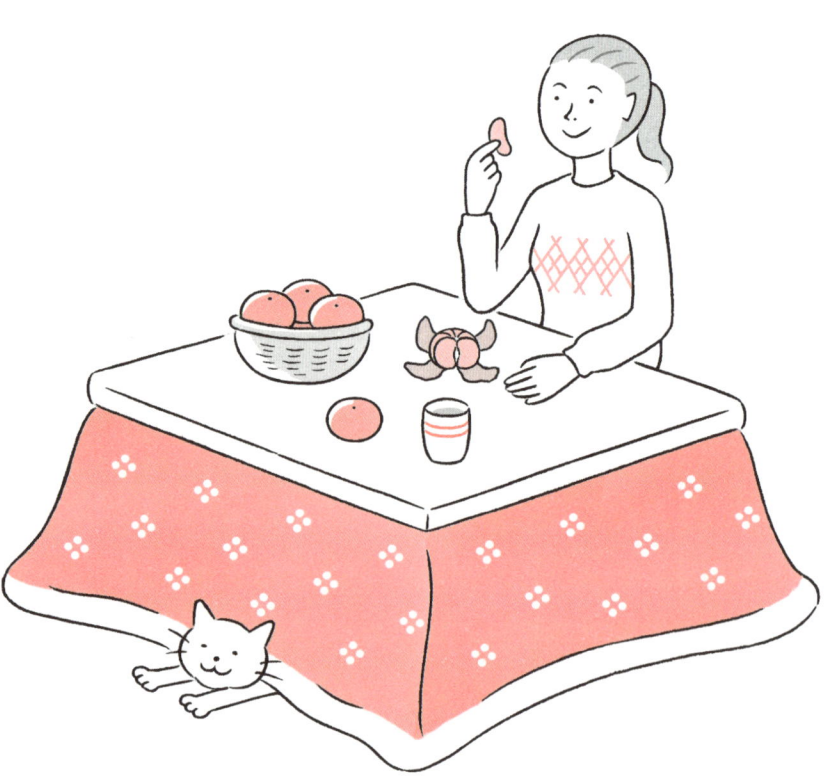

기의 순환을 원활하게

동양의학에서는 기(에너지)의 순환이 원활하지 않은 상태를 '기체', 즉 기가 정체되었다고 한다. 기가 정체되면 짜증을 내기 쉽고 목이나 가슴에 답답함을 느끼며 기침과 가래, 트림, 잦은 방귀, 복부 팽만감 등의 증상이 나타난다.

또 동양의학에서는 혀를 보고 몸의 상태를 진단한다. 혀의 양쪽이 붉고 중앙에 희거나 노란 설태가 보이면 이는 기체의 신호다. 우리 몸에 기가 정체되면, 자주 한숨을 쉬거나 가슴과 옆구리에 묵직한 불쾌감이 들고, 생리 불순이나 월경전증후군(PMS)이 발생하는 원인이 되기도 한다.

이럴 때 먹으면 좋은 식품이 바로 귤이다. 귤은 기의 순환이 원활하게 조절해 준다.

귤은 카로티노이드 성분인 베타크립토잔틴을 함유하고 있어 간 기능 장애, 동맥경화, 골다공증의 위험을 낮추어 주는 우수한 식품이다.

껍질의 향이 교감신경을 자극한다

귤껍질에는 교감신경을 활성화하는 향 성분이 있다. 저기압이나 비가 오는 날에 몸에 힘이 들어가지 않거나 무기력하고 졸리며 의욕이 생기지 않는 등, 부교감신경이 활성화되어 나타나는 증상에 균형을 맞추는 작용을 한다.

몸에 활기를 불어넣는 스위치가 작동하지 않을 때, 귤껍질의 향을 맡아보며 컨디션이 나아지는지 시험해 보자. 얼마간의 개인차는 있을 수 있다.

그리고 귤의 과육과 껍질 사이에 있는 하얀 속껍질을 귤락이라고 하는데, 여기에도 영양소가 풍부하게 들어 있다. 그중에서 모세혈관을 튼튼하게 하고 손발이 시린 냉증 개선에 도움을 주는 헤스페리딘 성분이, 과육에는 95mg이 들어 있는 데 비해 귤락에는 40배인 3800mg가 들어 있다고 한다. 이 사실을 알고 나면 앞으로는 하얀 귤락을 버리지 않고 기꺼이 먹고 싶은 생각이 들지 않는가?

식품

38

정신 건강에 좋은 바나나의 '트립토판'

짜증 / 기분 저하 / 변비 / 나른함 / 치질 / 골다공증

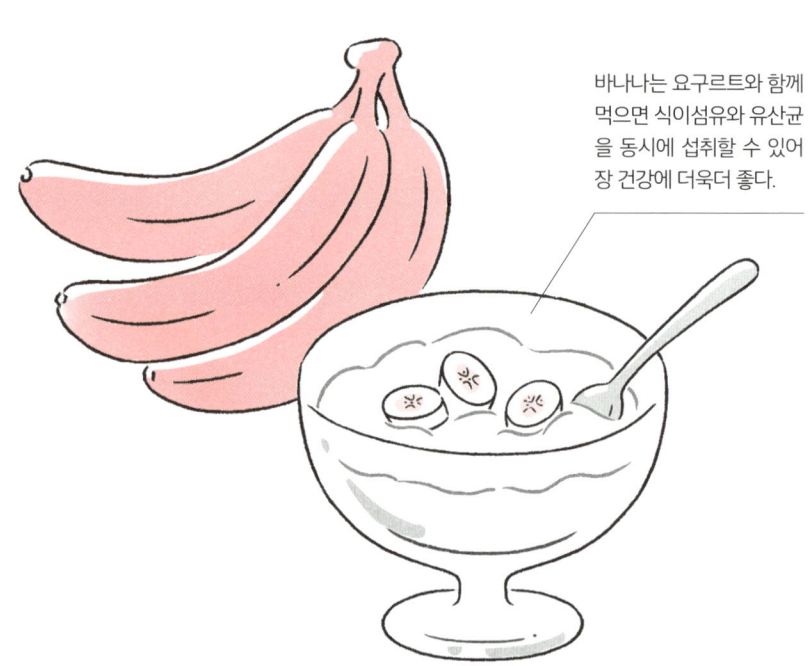

바나나는 요구르트와 함께 먹으면 식이섬유와 유산균을 동시에 섭취할 수 있어 장 건강에 더욱더 좋다.

- 함께 읽어요 - 78 행복 호르몬 '세로토닌'을 늘리는 식품 → 184쪽

마음을 안정시키는 우수 식품

바나나는 우리 몸에 중요한 미네랄 중 하나인 칼륨과 장 건강에 좋은 식이섬유를 함유한, 영양이 매우 풍부한 식품이다. 여기서 **바나나의 영양 성분 중에서도 특히 주목해야 할 성분이 '트립토판'이다.**

트립토판은 정신 안정에 필수인 '세로토닌'의 원료가 되는 성분으로, 체내에서 생성되지 않기 때문에 반드시 음식으로 섭취해야 한다. 또한, **세로토닌은 장에서 분비되므로 장내 환경을 개선하는 것도 중요하다. 따라서 식이섬유까지 동시에 섭취할 수 있는 바나나는 정신 건강을 안정시키는 데 가장 적합한 식품이라 할 수 있다.**

궁합이 좋은 바나나와 요구르트

바나나는 '담습'이라 해서 몸에 쌓인 끈적끈적한 노폐물을 해소하는 기능도 있다. **점성을 띤 노폐물 제거, 변비와 치질 개선, 가래 개선, 항산화 작용**을 하므로 면역력을 강화하기 위해서도 바나나를 꾸준히 섭취하자.

단, 바나나는 몸을 차게 하는 음성 식품이기 때문에, 따뜻한 음식을 먹은 후에 먹거나, 하루 중 체온이 가장 높은 오후 3시에서 저녁 시간대에 섭취하는 것이 좋다.

바나나가 함유하고 있는 탄수화물은 20분 정도면 소화가 되므로 운동 30분 전에 먹으면 빠르게 에너지원으로 쓸 수 있다.

바나나에는 마그네슘이 들어 있어 요구르트에 들어 있는 칼슘을 흡수할 수 있게 도와주며, 또한 그 기능도 도와준다. 따라서 이 둘을 함께 먹으면 식이섬유와 유산균을 동시에 섭취할 수 있어 장 건강에 좋으며, 나아가 뼈 형성을 촉진하고 골다공증을 예방하는 효과를 기대할 수 있다.

> 바나나 외에도 트립토판을 많이 함유한 식품으로는 두부와 두유 등의 콩 제품, 유제품, 쌀, 옥수수 등의 곡류, 땅콩, 달걀, 참깨 등이 있다.

의사가 필요 없는 식품들

모든 증상과 관련

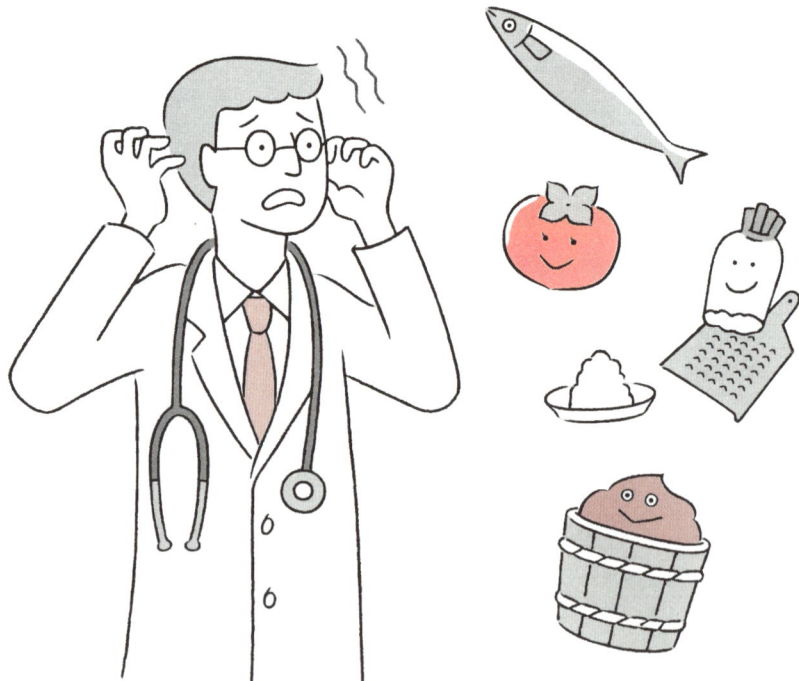

속담 속 지혜

일본에는 "꽁치가 나오면 안마사*가 물러난다"는 속담이 있다. 이 말은 가을이 되면 몸에 좋은 식품이 많아져 환자가 적어지고, 결국 의사가 할 일이 줄어든다는 뜻이다. 이처럼 의사가 필요 없을 정도로 건강에 좋은 식품이 정말 많다.

"무를 갈아 먹으면 의사가 필요 없다" : 무를 갈았을 때 나오는 매운맛 성분 '아이소싸이오사이아네이트'는 면역력 향상, 암세포 억제, 소화 흡수 촉진 등의 효능이 있다. 이 성분은 껍질 부근에 많이 함유되어 있기 때문에, 껍질은 얇게 벗기는 것이 좋다. 또한 무에는 전분을 분해하는 소화 효소 '디아스타아제'와 '비타민C'가 들어 있다. 이 비타민C는 시간이 지날수록 감소하기 때문에 먹기 직전에 갈아서 먹을 것을 추천한다.

"된장은 의사가 필요 없다" : 콩을 발효해 만든 된장은 볶거나 삶은 콩보다 소화 작용이 탁월하다. 단백질 흡수 기능도 매우 뛰어나고 장내 환경도 개선한다. 아침에는 신진대사를 촉진하는 '붉은 된장', 저녁에는 정신을 안정시키는 GABA 성분이 풍부한 '백 된장'을 먹으면 숙면을 유도하고 스트레스를 완화하는 효과를 기대할 수 있다.

"감이 붉게 익으면 의사가 파랗게 질린다" : 감에는 비타민A와 비타민C가 풍부하며 알코올을 분해하는 탄닌과 이뇨 작용을 돕는 칼륨도 풍부하게 들어 있다. 하지만 감을 많이 먹으면 위석과 설사, 변비가 생길 수 있으니 주의한다.

이 밖에도 '하루에 사과 하나를 먹으면 의사를 멀리 한다(영국)', '매일 사과 하나를 먹으면 병원비를 아낄 수 있다(스페인)', '사과를 먹으면 의사가 필요 없다(중국)' 등 전 세계적으로 사과와 관련된 속담도 많다.

오랜 세월 전해 내려온 이러한 지혜가 오늘날에 와서는 과학적으로도 증명되고 있다. 속담에 담긴 지혜를 우리 식탁에 맛있게 활용해 보자.

※ 안마는 고대 중국에서 전해진 동양의학 의학서 『황제내경』에 기록된 치료법 중 하나다.

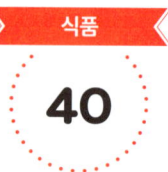

식품 40

감기 증상에는 무와 꿀

목의 통증 / 기침 / 가래 / 콧물 / 코 막힘 / 거친 피부 / 건성 피부 / 호흡기 질환

꿀무 레시피

① 무를 1~2cm 크기로 깍둑썰기해 꿀에 잰다.
② 냉장고에서 하룻밤 재운다.

※ 무에서 수분이 나오므로 뚜껑을 덮을 때 꿀을 가득 채우지 않도록 주의한다.

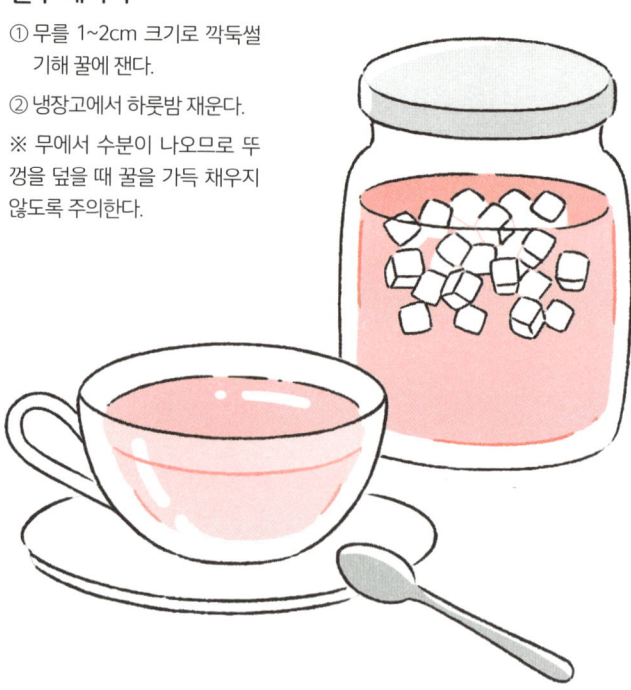

목의 통증에 좋은 '꿀무'

감기, 호흡기 질환, 기침, 가래, 콧물, 코막힘, 피부 건조로 생긴 트러블에는 '흰색 식품'이 몸의 기능을 돕는다. 대표적인 식품에는 무와 파, 연근, 참마, 배, 참깨, 두부, 살구씨 등이 있다.

이 흰색 식품 중에서 무와 꿀의 조합을 추천하고 싶다. 2020년 8월, 옥스퍼드대학 연구팀은 '꿀이 시중에 판매하는 약이나 항생물질보다 감기 치료에 효과적이다'라는 논문을 발표했다. 꿀은 영양소가 풍부해 감기에 걸렸을 때 그냥 먹거나 혹은 따뜻한 물에 타서 마시는 민간요법으로도 널리 알려져 있다.

필자 역시 감기에 걸리면 꿀무를 먹으라는 할머니의 말씀을 들으며 자랐다. 나의 어머니와 할머니는 예전부터 침술 치료를 즐겨 받았는데, 아마도 그때 의사 선생님이 알려 주신 관리법이 아닐까 생각한다. 나중에 침과 뜸에 관해 공부하면서 그것이 동양의학적 개념이었음을 알게 되었다. 현재 가족들은 침술 관련 일에 종사하는 나를 신기하게 여기고 있다.

꿀무를 만드는 방법은 매우 간단하다. 1~2cm 크기로 무를 깍둑썰기하고, 그것을 꿀에 담가 냉장고에서 하룻밤 재우기만 하면 된다. 무는 꿀에서 건져 그대로 먹어도 좋다. 꿀만 뜨거운 물에 타서 마시면 목의 통증을 완화하는 데 효과가 있다.

목 통증에 좋은 혈자리 '수천'

목이 아플 때 효과가 있는 혈자리 '수천(235쪽)'을 소개한다.

위치는 먼저 안복사뼈와 아킬레스건 사이에 있는 혈자리 '태계(200쪽)'를 찾는다. 태계에서 첫째손가락 너비(1치)만큼 내려간 지점에 오목하게 들어간 곳에서 압통점을 찾는다. 수천에는 조금 뜨거운 레귤러 타입의 뜸을 이용해 열을 가하면, 목 통증에 효과적이다.

식품 **41**

침뜸 치료에도 쓰이는 비파의 건강 효과

동맥경화 / 비만 / 식욕 부진 / 골다공증 / 피로감 / 기침 / 메스꺼움 / 구토

비파는 열매뿐 아니라 잎도 침뜸 치료나 찻잎으로 사용하는데, 다양한 건강에 좋은 효과를 얻을 수 있다.

간접 뜸의 일종으로 비파잎 위에 뜸을 올려 치료하는 비파잎뜸이다.

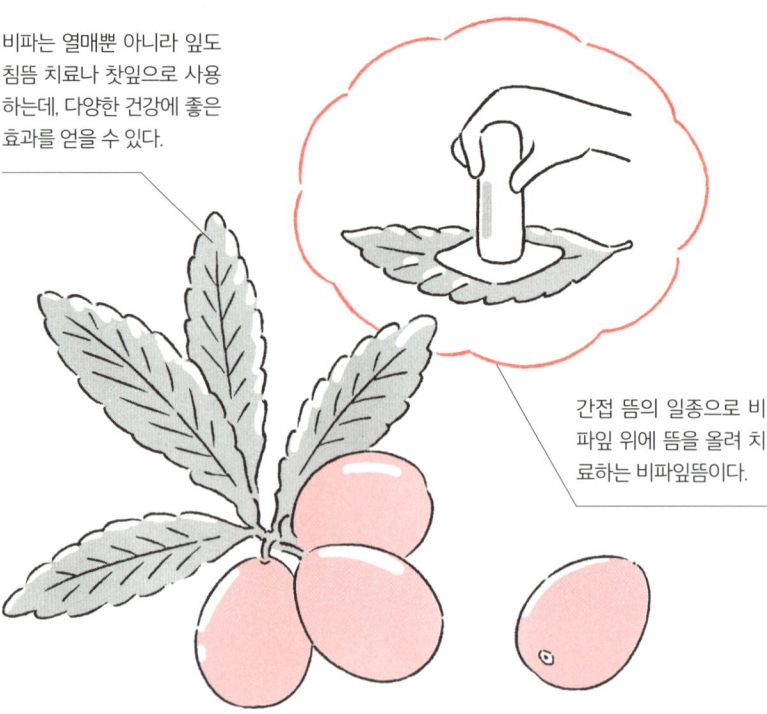

비파는 건강에 좋은 과일

예로부터 비파는 약효가 있는 나무로 알려져 있다. 3000년 전 인도의 경전 『대반열반경』에 '대약왕수'라는 이름으로 기록되어 있을 정도다. 열매, 씨앗, 잎 모두 만병통치약으로 사용해 온, 역사 깊은 과일이다.

비파에 함유된 베타카로틴은 동맥경화를 예방하고 면역력을 강화한다. 베타카로틴은 체내에서 비타민A로 전환되어, 코와 목의 건강을 유지하는 데 도움이 된다. 또한, 베타크립토잔틴도 풍부하게 들어 있다. 이 성분도 베타카로틴과 마찬가지로 체내에서 필요에 따라 비타민A로 전환되어 작용하며, 골밀도와 뼈 대사를 촉진하는 효과가 보고되기도 하였다.

이 밖에도 폴리페놀과 미네랄도 함유하고 있다. 특히 칼륨은 과다 섭취한 나트륨을 조절하는 기능이 있어, 부족한 경우 무기력증과 식욕 부진 등의 증상이 나타날 수 있다.

비파잎의 효능

비파잎에도 다양한 효능이 있다. 간혹 비파 **잎 위에 뜸을 올리고 비파잎뜸을 뜨기도 한다.** 이 치료법은 복부와 손발 냉증, 생리 불순과 부인과 질환, 만성피로, 식욕 부진, 야간 빈뇨 등의 증상에 효과가 있다.

단, 비파잎뜸을 시행하는 곳이 많지 않으므로 방문 전에 미리 확인하는 것이 좋다.

비파잎차도 효과가 매우 뛰어나다. 예컨대, 혈액을 정화하고 골다공증을 예방하며, 지방을 분해해 대사증후군을 예방한다. 기침과 천식을 개선하고, 구역질과 구토 증상을 가라앉히며, 피로 회복과 피부미용에 좋고, 식욕을 촉진한다.

> 비파는 4~6월이 제철이다. 맛있는 비파를 고를 때는 비파가 특유의 선명한 주황색을 띠고 있는지, 표면에 상처나 갈색으로 변한 곳은 없는지, 껍질에 탄력이 있는지, 꼭지가 붙어 있는지 등을 확인하는 것이 좋다.

식품

42

하루 달걀 한 개로
단백질 섭취

피로감 / 피부 트러블 / 골다공증 / 빈혈 / 근육량 저하

단백질이 지닌 효과
1. 근육량 UP
2. 신진대사 UP
3. 피부와 모발, 손톱 트러블 개선
4. 뼈 건강
5. 부종 개선
6. 피로 회복
7. 빈혈 개선
8. 집중력·사고력 UP
9. 면역력 UP
10. 저출생체중아 위험 감소

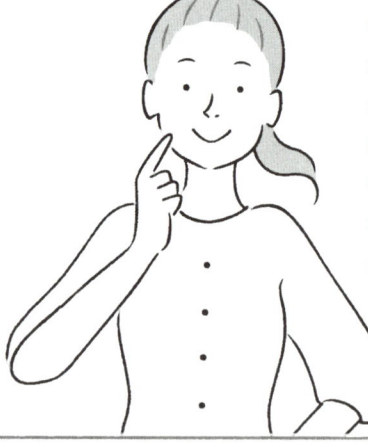
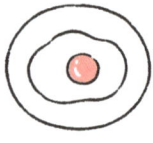
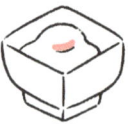
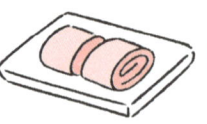
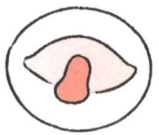

달걀은 하루에 한 개

달걀은 매우 영양가가 높은 식품이므로 하루에 한 개씩 섭취하기를 추천한다. 달걀 하나에는 **양질의 동물성 단백질이 약 6g이나 들어 있다. 단백질은 근육과 혈액, 뼈, 피부, 머리카락 등을 만드는 데 꼭 필요한 영양소다.**

또한, 우리 몸 전체의 약 20~25%를 차지하는 단백질은 열을 발생시켜 쉽게 살이 찌지 않도록 도와주기 때문에 다이어트에도 효과적이다.

그뿐만 아니라 단백질은 혈관도 건강하게 해 준다. 양질의 동물성 단백질을 충분히 섭취하면 혈관 내피세포의 신진대사가 촉진되어 혈관이 젊고 튼튼해진다.

또한, 달걀은 다양한 영양소를 고르게 함유하고 있다. 예컨대, 동맥경화 예방에 효과가 있는 레시틴 성분, 지질과 단백질 대사를 지탱하는 비타민B_2와 B_{12}, 뼈와 치아를 튼튼하게 하는 비타민D, 항산화 작용으로 면역력을 높이는 비타민A와 비타민E 등이 들어 있다.

이 밖에도 우리 몸에 부족하기 쉬운 철분, 아연, 마그네슘, 칼슘 등의 미네랄도 가지고 있으며, 장내세균과도 매우 궁합이 좋아 생리기능을 조절하는 등 건강에 좋은 영양소를 많이 함유하고 있는 식품이다.

달걀은 반숙으로 먹는다

이렇게 훌륭한 건강식품, **달걀을 먹는 방법으로는 반숙을 추천한다. 반숙란과 온천란은 소화율과 영양 흡수율이 가장 높은 조리법이다.** 특히 감기를 앓아 위장 기능이 약해져 있을 때도 부담을 주지 않아 영양을 빠르게 흡수할 수 있다.

단백질은 아미노산으로 구성되어 있고, 그 단백질의 질을 평가하는 기준을 '아미노산 스코어'라고 한다. 아미노산 스코어는 0에서 100까지 숫자로 매겨지는데, 달걀에는 체내에서 합성되지 않는 필수 아미노산이 적절한 비율로 함유되어 있어 최고 점수인 100점을 기록했다. 달걀은 정말 완벽한 식품이라 할 수 있다.

식품

43

메밀 삶은 물의 '루틴'은 혈관을 젊어지게 하다

뇌졸중 예방 / 고혈압 / 동맥경화 / 냉증 / 어깨 결림

메밀은 '여름 메밀'과 '가을 메밀'이 있다. 7~8월에 수확하는 여름 메밀은 은은한 향과 청량하고 시원한 맛이 특징이다. 9~10월에 수확하는 가을 햇메밀은 진한 향과 깊은 풍미가 특징이다.

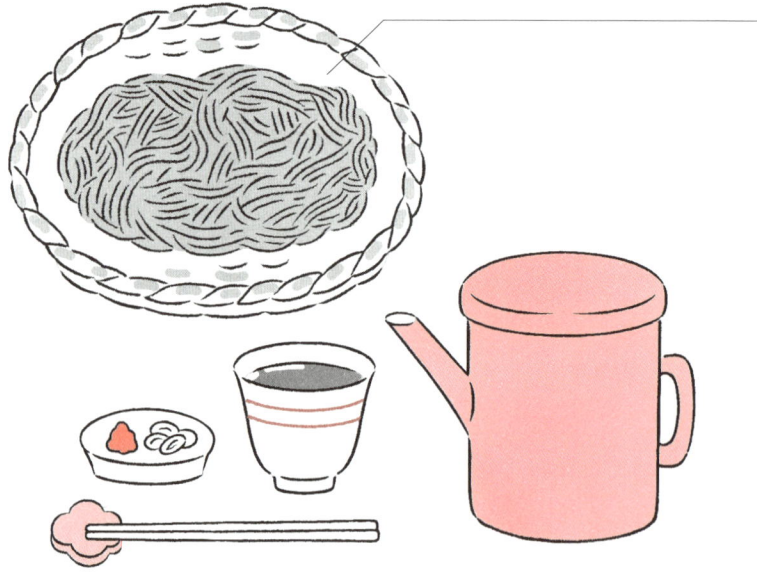

혈관을 튼튼하게 만드는 루틴

메밀에 들어 있는 대표적인 영양소가 '루틴'이다. 루틴은 와인이나 코코아에도 들어 있는 폴리페놀의 일종으로, 혈관을 튼튼하고 젊게 만든다.

루틴은 모세혈관을 강화하는 작용을 해 타박상으로 생긴 내출혈 같은 출혈성 질병에 효과적이다. 그리고 잇몸의 출혈을 멎게 하고 뇌졸중, 동맥경화, 고혈압 등의 생활습관병을 예방하는 데 효과가 있다고 한다. 이 밖에도 약해진 혈관을 복구해 혈액의 흐름을 원활하게 하고 혈압을 낮추는 작용도 한다.

또한, 혈액순환이 개선되기 때문에 만성적인 손발 냉증이나 어깨 결림에도 효과가 있다.

메밀 삶은 물은 미용에도 좋다

루틴은 수용성이어서 메밀을 삶을 때 물에 녹아 나오기 때문에 그 물을 마시는 것도 좋다. 최근 연구에 따르면 삶은 물에 그다지 루틴이 많이 녹아 나오지는 않는다고 하지만 메밀에는 루틴 이외에도 비타민B_1과 비타민B_2 등의 수용성 비타민이 들어 있다. 삶은 물에 녹아 나오는 비타민B_1은 피로 회복과 신경계 유지를 도와주고, 비타민B_2는 피부와 손톱, 머리카락을 건강하게 유지하는 데 효과가 있다.

또한 루틴은 비타민C와 함께 작용해 혈관 벽을 강화하는 콜라겐을 생성하도록 돕는다. 따라서 무즙과 오이, 파와 같이 비타민C가 풍부한 식품을 함께 먹기를 추천한다.

그리고 메밀, 메밀 삶은 물, 메밀 소스는 지방이 거의 없어 칼로리가 낮으므로, 다이어트 중인 사람에게 적당한 식품이다. 단, 메밀 소스는 나트륨 함량이 높을 수 있으므로, 많이 섭취하지 않도록 주의한다. 건강을 생각하면서 메밀의 맛을 즐기는 것도 좋겠다.

식품

44

생리통이 있으면 '티라민'을 피한다

생리통 / 편두통 / 구토 / 고혈압

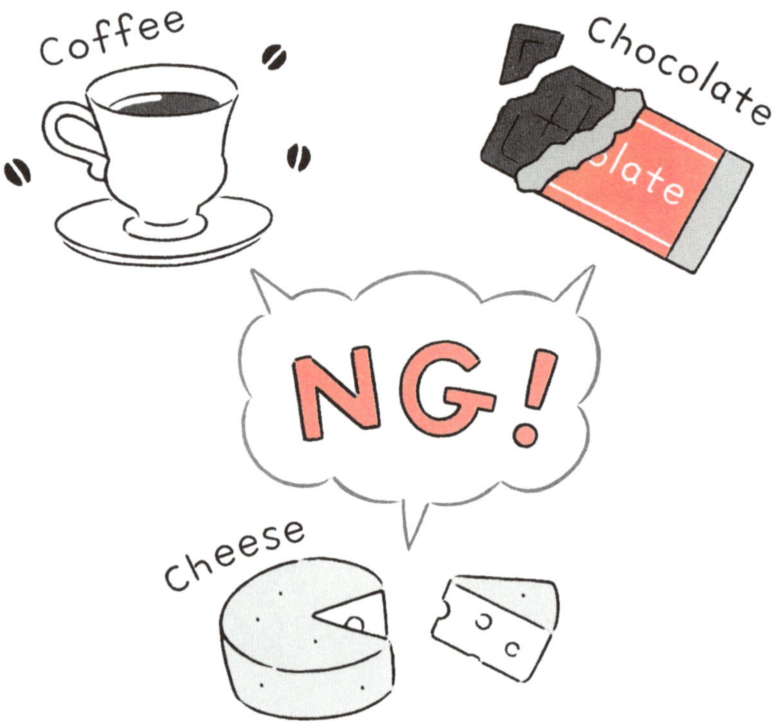

- 함께 읽어요 - 56 몸을 따뜻하게 해 생리통을 완화한다 → 138쪽

생리통을 악화시키는 티라민

여성들의 고민거리, 생리통. **생리통으로 고생하고 있다면 생리 전에 '티라민'이 함유된 식품을 삼가도록 한다.** 왜냐하면 티라민은 혈관과 자궁을 수축시키는 작용을 하기 때문에 생리통이나 생리 전 편두통의 원인이 될 수 있다.

생리통은 몸이 차거나 오장 중에 '비(위장 등의 소화기)'의 기능 등이 약해졌을 때 더 잘 발생한다. 그래서 식단을 관리하면 통증의 강도와 빈도를 줄일 수 있다.

티라민이 많이 함유된 식품에는 커피, 치즈, 초콜릿 등이 있다.

특히 커피와 초콜릿에는 티라민뿐 아니라 카페인도 들어 있는데, 이 카페인도 혈관을 수축시키는 작용을 하므로 생리 1주일 전부터 섭취를 삼가는 것이 좋다.

생리통을 완화하는 식품

생리통을 완화하기 위해 먹으면 좋은 식품을 소개한다. 첫째는 등 푸른 생선이다. **참치와 정어리, 꽁치와 같은 등 푸른 생선**에는 EPA가 풍부하게 들어 있어 자궁의 과도한 수축을 억제하고 혈액순환을 도와 자궁 주변의 혈액순환을 원활하게 한다.

둘째, **굴**에 많이 함유된 아연은 여성 호르몬 분비를 활성화하고, 호르몬 불균형을 개선하는 데 효과적인 성분이다. 출혈로 인해 철분이 부족할 때는 흡수율이 높은 **닭고기**(90쪽)를 추천한다.

생리통과 PMS 완화 역할을 하는 감마리놀렌산도 적극적으로 섭취해야 할 영양소다. **견과류**에 들어 있는 리놀렌산이 체내에서 감마리놀렌산으로 변환되므로 호두나 땅콩의 섭취를 권장한다.

식품

기호 식품과 건강의 균형

모든 증상과 관련

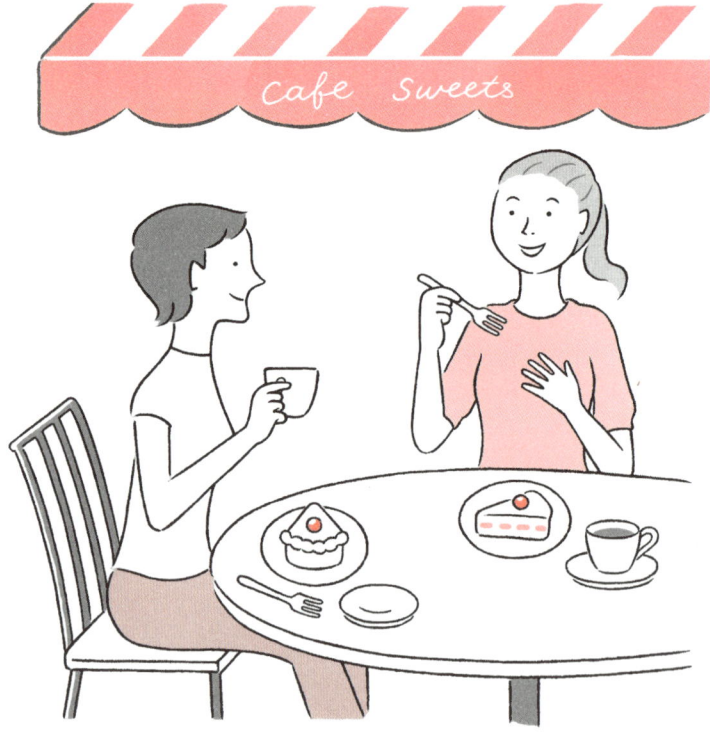

기호식품은 1주일 단위로 조절한다

달콤하고 기름지고 차가운 음식, 술 등이 몸에 나쁘다는 걸 알면서도 먹고 싶어질 때가 있다. **그럴 때는 몸 상태에 맞추어 1주일 단위로 식단을 조절해 보자.**

모든 걸 참으려고 하면 스트레스가 쌓여 오히려 몸에 해롭다는 것이 최근의 사고방식이다. **건강한 상태라면 몸에 좋지 않은 음식을 먹은 날로부터 2, 3일 동안은 몸에 좋은 음식을 챙겨서 먹으면 된다. 만약 몸 상태가 조금 안 좋을 때는 몸에 좋지 않은 음식을 1주일에 한 번 정도로 제한** 하는 정도로도 충분하다.

필자는 집에서 맥주를 마실 때 상온으로 마시고 하이볼 등을 만들 때도 얼음을 넣지 않는다. 이것은 내 스승님의 가르침이다. 우리가 먹은 음식은 맨 처음 위로 들어간다. 위는 내장의 균형에 있어서 중심이 되는 장기다. 건강을 위해서는 원활한 혈액순환이 중요한데 그 혈액을 만드는 영양소가 위에서 소화되지 못하면 아무런 소용이 없다.

물론 빈속에 차가운 맥주를 들이켜 는 게 가장 맛있을 수 있다. 그래서 건강한 상태에서 친구와 술을 마실 때는 이런 관리 원칙을 잠시 잊고 그 시간을 즐긴다. 이렇게 자신의 컨디션에 맞추어 조절하는 습관이 생기면 삶의 질이 올라가고 인생도 더욱 즐거워진다. 건강을 지키는 능력은 조금씩 단련하는 것이므로 자신의 속도에 맞게 실천해 나가는 것이 중요하다.

명절 비만은 '부종'이 원인

연말연시는 모임과 외식이 많아져 과식하기 쉽고 소금과 알코올 섭취량도 늘어나기 마련이다. **그렇다고 해서 자신을 너무 책망하거나 억제하려고 애쓰지 않는 것도 건강관리를 꾸준히 할 수 있는 요령이다.**

떡은 체내에 수분을 저장하는 작용을 하기 때문에, 명절 뒤에는 대부분 부종 때문에 체중이 는다. 설 연휴 동안 건강관리에 소홀했다고 해서 너무 걱정하지 말자. 명절이 지나고 일주일 정도만 위와 장에 부담을 주지 않는 식단으로 바꾸어 조절하면 컨디션을 되찾는 데 충분하니까 말이다.

식품

46

건강에 좋아 보이는 식품에 속지 않는다

모든 증상과 관련

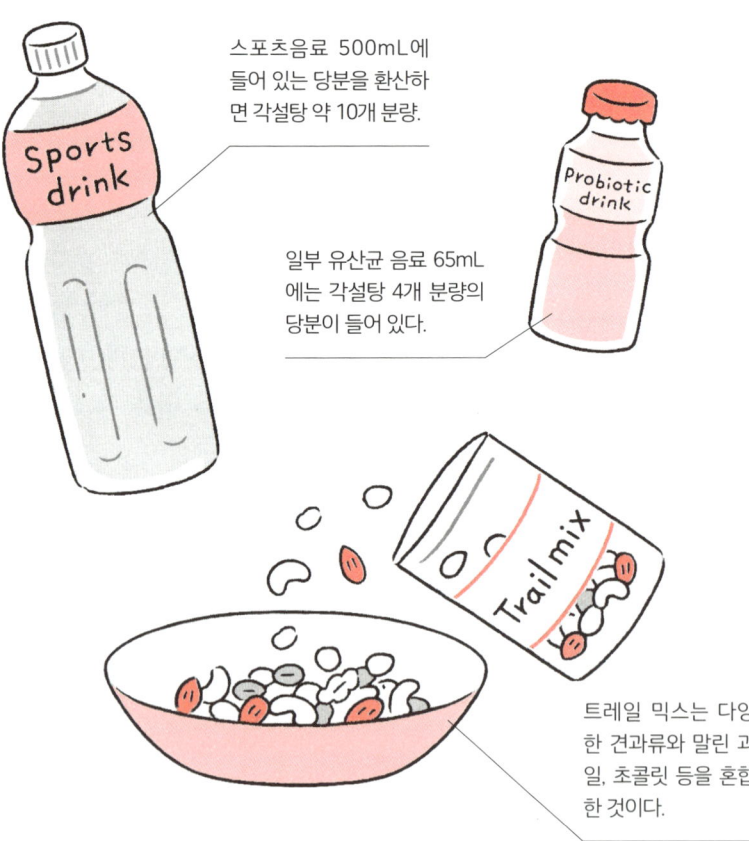

스포츠음료 500mL에 들어 있는 당분을 환산하면 각설탕 약 10개 분량.

일부 유산균 음료 65mL에는 각설탕 4개 분량의 당분이 들어 있다.

트레일 믹스는 다양한 견과류와 말린 과일, 초콜릿 등을 혼합한 것이다.

스포츠 음료는 몸에 좋을까?

스포츠 음료나 유산균 음료는 언뜻 건강해 보이지만 대부분 이성화당(포도당 과당 액당)이 많이 들어 있으므로 과다 섭취하지 않도록 조심해야 한다. 이성화당은 고과당 옥수수 시럽으로도 불리는 천연 감미료로 소개되기도 한다. '천연'이라는 단어만 들으면 몸에 좋을 것 같지만, 사실 이 성분은 비만과 당뇨병의 원인으로 지목되어 미국에서는 사용금지 운동이 확산하고 있다.

스포츠 음료와 유산균 음료에 들어 있는 당분을 각설탕으로 환산하면 스포츠 음료 500mL에 약 10개, 유산균 음료 65mL 작은 용기에 약 4개 분량이 들어간다. 이성화당은 일반 설탕보다 가격이 저렴하므로 드레싱이나 불고기 양념 등 우리 주변의 다양한 가공식품에 사용되고 있다. 건강을 위해서 식품 뒷면에 있는 성분표를 확인하는 습관을 들이자.

가당 요구르트에 주의

마찬가지로 당분 섭취에 주의해야 할 식품이 바로 가당 요구르트다. 필자가 환자의 가정에 방문할 때도 자주 본다. 기본적으로 먹기 편하고 맛있는 음식은 당이 많이 들어 있다고 생각하는 편이 낫다.

건강을 위해 요구르트를 먹는 사람은 플레인 요구르트에 바나나, 블루베리 같은 자연스러운 단맛을 조금 추가하는 정도로 조절하자. 다이어트하고 있는데도 전혀 살이 빠지지 않는다고 느끼는 사람 중에는 자신도 모르게 이런 식품에서 칼로리를 섭취하고 있을 가능성이 크다.

또한, **건강이나 다이어트 목적으로 견과류를 먹을 때도 무염, 무설탕 제품을 선택하는 것이 좋다.** 설탕이 첨가된 말린 과일이나 달콤한 밀크초콜릿이 들어간 트레일 믹스를 너무 많이 먹지 않도록 주의하자.

식품 **47**

장이 건강해지면 콜레스테롤이 감소한다

비만 / 동맥경화 / 뇌경색 / 심근경색 / 협심증 / 짜증

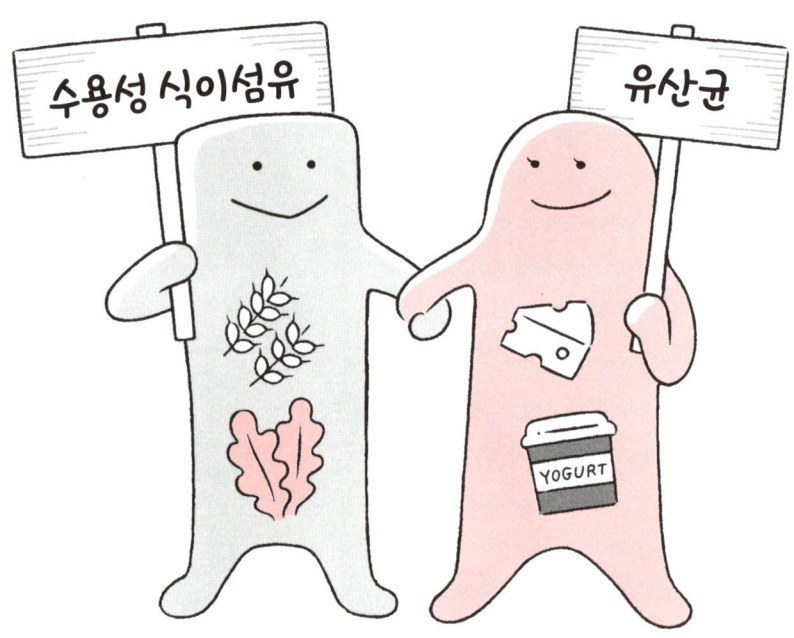

수용성 식이섬유
보리, 낫토, 다시마, 미역, 토란 등

유산균
요구르트와 유산균 음료, 낫토, 치즈, 김치 등

장 건강 관리의 중요성

최근에 장을 건강하게 관리하라는 말을 자주 듣는데, 장 건강을 잘 관리하면 콜레스테롤 수치를 개선하는 데에도 효과가 있는 것으로 알려져 있다.

콜레스테롤은 세포막의 주요 성분이자 호르몬과 담즙산의 원료로 쓰이는 우리 몸에 꼭 필요한 물질이다. 그런데 혈중 콜레스테롤 수치가 너무 높으면 동맥경화나 뇌경색과 같은 심각한 질병으로 이어질 수 있다. 마르거나 젊은 사람이라도 콜레스테롤 수치가 높을 수 있으므로 주의가 필요하다.

콜레스테롤은 크게 두 가지로 나뉜다. 그중 하나가 착한 콜레스테롤이라 불리는 고밀도 지질단백(HDL)으로 몸에 불필요한 콜레스테롤을 회수하는, 이른바 체내 청소부 역할을 한다.

다른 하나는 나쁜 콜레스테롤이라 불리는 저밀도 지질단백(LDL)으로, 간에서 합성된 콜레스테롤을 온몸으로 운반하는 역할을 한다. 혈액 속에 나쁜 콜레스테롤이 많아지면, 콜레스테롤이 혈관벽에 달라붙어 동맥경화를 일으킬 가능성이 높기 때문에, LDL 수치가 높아지지 않게 관리해야 한다.

콜레스테롤이 증가하는 원인은 질병 등의 기저질환이나 체질, 식습관 등과 관련되어 있다.

기저질환이 원인이라면 질병 자체를 관리해야 하며 체질이나 식습관이 원인이라면 당분과 동물성 지방, 알코올 섭취를 줄이는 것이 좋다.

수용성 식이섬유와 유산균을 섭취한다

콜레스테롤을 낮추기 위해 의식적으로 섭취해야 할 영양소가 있는데, 바로 수용성 식이섬유와 유산균이다. 이 두 성분은 나쁜 콜레스테롤에 달라붙어 몸 밖으로 배출시키는 역할을 한다.

수용성 식이섬유가 풍부한 식품에는 보리, 낫토, 다시마, 미역, 토란 등이 있고, 유산균이 풍부한 식품에는 요구르트와 유산균 음료, 낫토, 치즈, 김치 등이 있다. 다만 요구르트나 유산균 음료는 당분을 많이 함유한 제품이 많으므로, 매일 섭취한다면 플레인 타입을 선택하자.

제 4 장

몸을 조절해 관리하는 자율신경

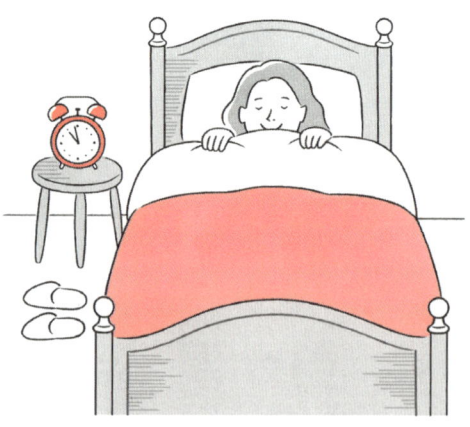

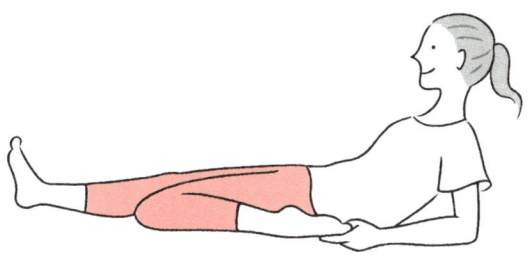

건강을 위해 운동이나 규칙적인 생활이 중요하다는 것은
알고 있지만, 집안일이나 업무에 쫓기다 보면 소홀히 하기 쉽다.
하지만 일하는 틈틈이 혹은 자기 전에 단 몇 분이라도
스트레칭을 하거나 생활 습관에 작은 변화를 주어도
불편한 증상을 개선할 수 있다.

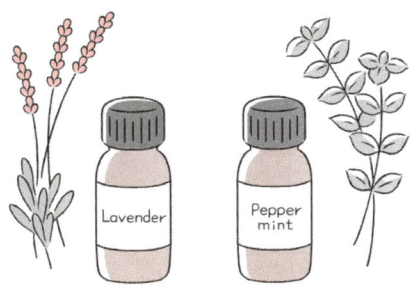

몸 다스리기

48

몸을 따뜻하게 관리한다

모든 증상과 관련

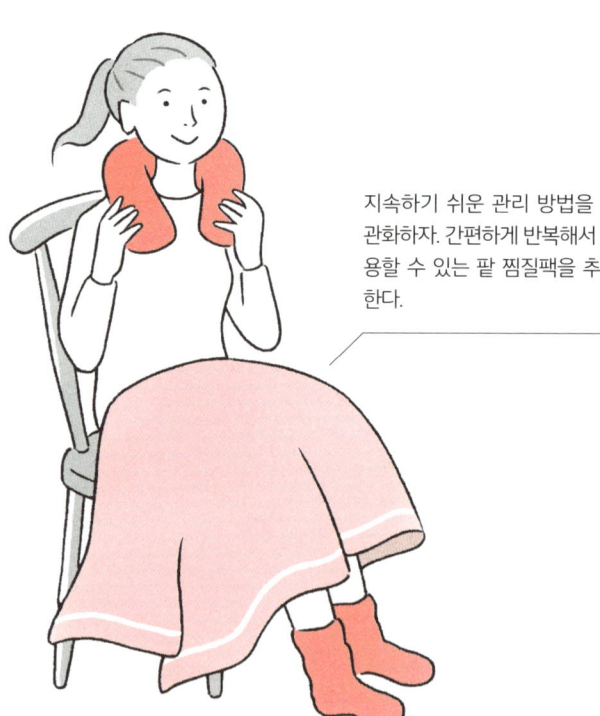

지속하기 쉬운 관리 방법을 습관화하자. 간편하게 반복해서 사용할 수 있는 팥 찜질팩을 추천한다.

- 함께 읽어요 - 93 겨울에는 최대한 냉기를 막아 몸을 보호한다 → 216쪽

냉증은 만병의 근원

몸을 차게 하는 냉기는 만병의 근원이다. 몸이 차가워지면 혈액순환에 문제가 생기고, 근육이 경직되며 내장에 영양분이 충분히 공급되지 않아 기능이 저하되고, 뇌의 활동이 둔해진다. 또 수분이 유지되지 않아 노화가 진행되고 면역력이 떨어지는 등 다양한 증상이 발생한다.

평소에 차게 느껴지는 부위를 따뜻하게 관리하는 것은 물론이고, 자각이 없는 부위도 실제로는 차가워져 있을 수 있으니 따뜻한 손으로 몸을 구석구석 만져보며 확인해 보자.

몸을 따뜻하게 하는 방법은 다양하므로, 자신이 꾸준히 계속할 수 있을 만한 방법을 선택해 습관을 들여 보자.

① 뜸(40쪽)
② 핫팩
③ 물주머니나 내열 페트병에 50도 정도 되는 따뜻한 물을 70~80% 채워 원하는 부위에 댄다.
④ 스팀 타올 찜질(43쪽)
⑤ 따뜻한 물로 여유롭게 샤워한다
⑥ 헤어 드라이어로 따뜻한 바람을 쐰다
⑦ 따뜻한 손을 댄다
⑧ 시중에 판매 중인 온열 아이템을 사용한다

특히 최근에는 팥을 사용한 다양한 '온열 아이템'이 출시되고 있다. 전자레인지에 데워 여러 번 사용할 수 있는 제품이 많으므로 적극 추천한다.

기분 좋은 감각을 소중히 한다

인간의 몸은 정직하게 만들어져 있다. 따뜻하게 했을 때 좋은 기분이 드는 부위는 평소에 혈액순환이 잘 안되거나 차가워져 있기 때문이므로 따뜻하게 해 주는 것이 정답이라는 신호다.

반대로 어떤 부위는 따뜻하게 했을 때 오히려 불쾌감이 느껴질 수 있다. 이 경우 그 부위는 지금 열을 가하면 안 된다는 신호다. 이렇게 몸을 따뜻하게 할 때는 대화하듯이 이런 신호를 확인하면서 진행하도록 한다.

몸 다스리기

49

초 간단! 목·어깨·등 스트레칭

목·어깨 결림 / 긴장형 두통 / 수면 부족 / 눈의 피로 / 짜증

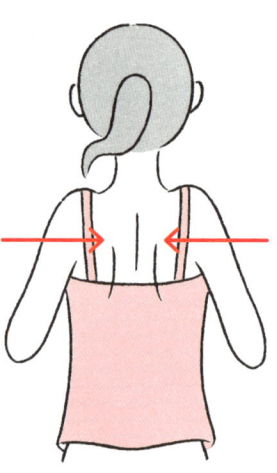

① 편안한 상태에서 시작해 좌우 어깨뼈를 붙이고 무리하지 않는 범위에서 머리를 들어 위를 바라본다.

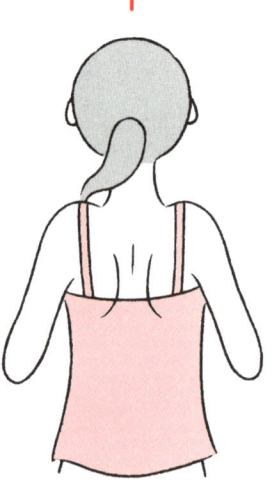

② 그 상태로 5초간 유지한다. 이것을 2~3세트 실시한다.

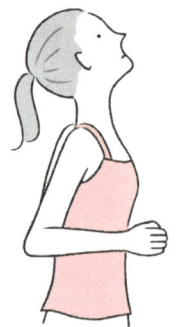

옆에서 본 모습

- 함께 읽어요 - 11 목·어깨 결림 '수삼리' → 44쪽

중요한 목·어깨·등 근육

목에서 등에 걸친 부위는 자율신경이 많이 분포하고 있어, 매우 중요한 영역이다. 목과 어깨의 근육이 뭉치면 긴장과 흥분 작용을 하는 교감신경이 활성화되기 쉽다. 또 피로나 스트레스가 쌓여도 교감신경이 활성화되는데, 이러한 악순환에 빠지면 몸에 큰 부담을 준다.

그리고 목과 어깨, 등의 근육은 머리 뒤에서 시작되기 때문에 이 부위가 전체적으로 경직되면 두통이나 불면증, 눈의 피로로 이어진다. **현대인은 컴퓨터 작업, 지나친 스마트폰 사용, 육체노동 등으로 인해 이 부위가 굳어 있는 사람이 많다. 평소 피로를 저축하지 않게 노력하는 것이 중요하다.**

목·어깨·등 부위 스트레칭

여기서 소개하는 스트레칭은 목과 어깨, 등을 풀어주는 방법으로 다음과 같다.

① 편안한 상태에서 양쪽 어깨뼈를 가까이 모으고 무리가 되지 않는 범위에서 천장을 향해 머리를 들어 올린다.
② 그 상태로 5초간 유지한다. 이것을 2~3세트 실시한다.

책상 앞에서 오랜 시간 같은 자세로 일할 때, 20분에 한 번씩 이 스트레칭을 해주기만 해도 피로가 쌓이는 정도가 크게 달라질 것이다. **목과 어깨 뭉침에 대한 자각이 없더라도 키보드 작업처럼 '첫째 손가락이 안쪽으로 향하는 자세'를 자주 취하는 사람은 주의가 필요하다. 우리의 몸은 팔을 자연스럽게 내렸을 때 첫째손가락이 바깥쪽을 향하는 것이 정상적인 자세다.**

그러나 문명이 발전하면서 대부분의 작업이 첫째손가락이 안쪽으로 향하는 경우가 많아졌다. 그 결과, 어깨가 안쪽으로 말리고 등이 굽으며 머리가 앞으로 나오는 자세를 취하게 되었다. 위를 보고 똑바로 누워 잠을 잘 때 어깨와 바닥 사이에 틈이 있다면 어깨가 말렸다는 신호이므로 주의한다.

몸 다스리기 50

사무실 환경을 개선하자

목·어깨 결림 / 눈의 피로 / 두통 / 구역질 / 현기증 / 짜증

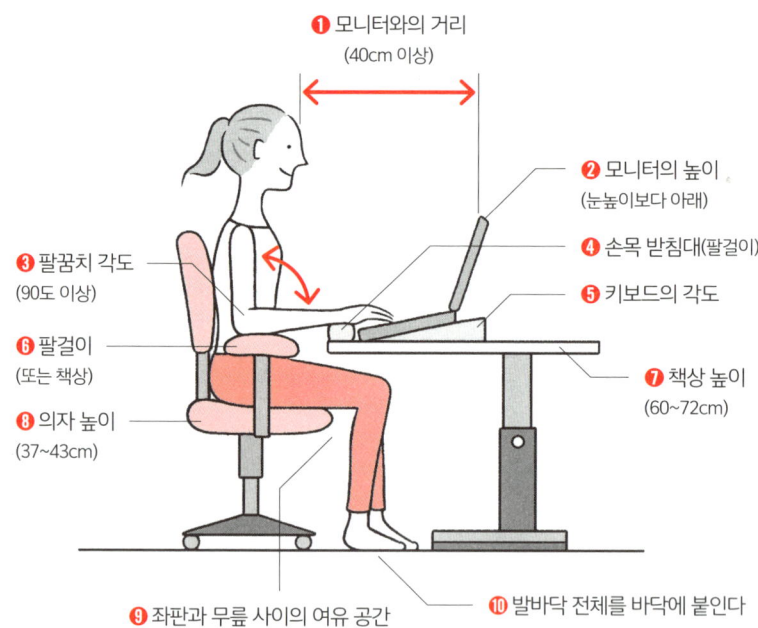

❶ 모니터와의 거리 (40cm 이상)
❷ 모니터의 높이 (눈높이보다 아래)
❸ 팔꿈치 각도 (90도 이상)
❹ 손목 받침대(팔걸이)
❺ 키보드의 각도
❻ 팔걸이 (또는 책상)
❼ 책상 높이 (60~72cm)
❽ 의자 높이 (37~43cm)
❾ 좌판과 무릎 사이의 여유 공간
❿ 발바닥 전체를 바닥에 붙인다

- 함께 읽어요 49 초 간단! 목·어깨·등 스트레칭 → 124쪽

온몸이 뻐근한 원인

디스플레이, 키보드 등으로 구성된 컴퓨터 기기를 다루는 작업을 영상표시단말기(VDT) 작업이라고 한다. **책상에 앉아 장시간 이 VDT 작업을 하는 사람들은 목에서 허리까지 몸이 전체적으로 뻣뻣하게 굳어 있다.**

이러한 근육의 경직뿐 아니라 눈의 피로, 두통, 메스꺼움, 이명, 현기증, 위장장애, 신경과민 등의 불편한 증상으로 진행될 수도 있다. 이러한 증상은 같은 자세로 화면을 계속 봄으로써 자율신경의 균형이 깨져 있다는 증거다. VDT 작업은 몸을 거의 움직이지 않기 때문에 다양한 문제를 발생시킨다. 이는 본래 인간의 신체 구조와 맞지 않는 업무 환경이라는 사실을, 환자를 치료하는 과정에서 매번 실감하게 된다.

그렇다고는 해도, 간단하게 직업을 바꿀 수도 없는 상황이므로 VDT 작업 시간이 긴 사람은 개인 생활에서는 최대한 스마트폰 사용을 줄이고 다음 체크 리스트를 참고해 데스크 환경을 개선해 신체에 가해지는 부담을 조금이라도 낮출 수 있게 노력하자.

데스크 업무 환경 체크리스트

① **눈과 모니터 사이의 거리는 40cm 이상 유지한다.**
② **모니터는 눈높이보다 아래쪽에 설치한다.**
③ **키보드는 팔꿈치를 90도 이상 구부렸을 때 자연스럽게 손이 닿는 위치에 둔다.**
④ **손목 받침대 또는 팔걸이를 사용한다.**
⑤ **키보드는 자신이 편하게 느끼는 각도로 조정한다.**
⑥ **팔은 의자의 팔걸이나 책상에 올려 지지한다.**
⑦ **책상의 높이는 60~72cm 범위에서 조절하거나 65~70cm 높이의 제품을 선택한다.**
⑧ **의자의 높이는 37~43cm 범위에서 조절할 수 있는 제품을 선택한다.**
⑨ **좌판과 무릎 사이에 손가락이 들어갈 정도의 여유 공간을 만든다.**
⑩ **발바닥 전체가 바닥에 닿도록 자세를 유지한다. 발이 바닥에 닿지 않는다면 발 받침대를 사용한다.**

몸 다스리기

51

밤 11시에 자는 것이 이상적

수면 부족 / 빈혈 / 짜증 / 눈의 피로 / 생리 트러블 / 갱년기 장애

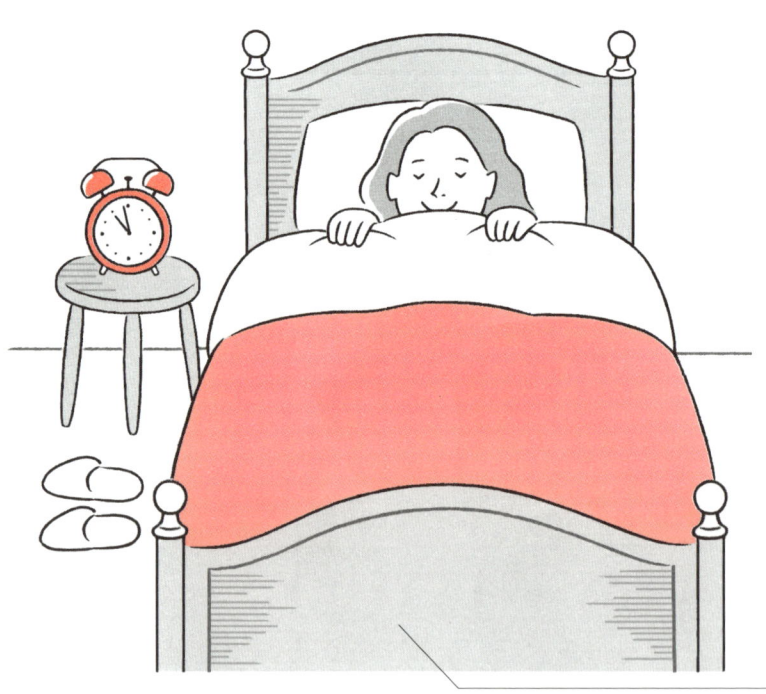

밤 11시~새벽 3시를 포함해 총 7~8시간의 잠을 자는 것이 이상적이다. 쉽지 않겠지만 10분이라도 더 일찍 잠자리에 드는 습관을 들이도록 하자.

- 함께 읽어요 52 수면 환경을 점검하자 → 130쪽

밤 11시~새벽 3시는 '혈'의 시간

동양의학에서 밤 11시에서 다음 날 새벽 3시까지를 혈을 생성하는 시간대로 여긴다. 여기서 말하는 혈은 단순한 혈액만을 의미하는 것이 아니다. 영양, 호르몬, 정신까지 아우르는 중국 4000년의 역사 속에서 생겨난 독특한 개념이다. **수면 문제나 고민이 있는 사람은 물론, 평소에 쉽게 피로를 느끼고 어지러우며 저녁이 되면 컨디션이 더 나빠지는 사람은, '혈허' 다시 말해 혈이 부족한 것일 수 있다.**

또한 장기의 활동 시간을 나타내는 '자오류주(26쪽)' 이론에 따르면 24시간을 12개 시간대로 나눌 수 있다. 이 중에 **혈과 관련이 있는 '담'과 '간'의 시간대가 바로 밤 11시에서 새벽 3시다. 따라서 이 시간대를 포함해 총 7~8시간의 잠을 자는 것이 가장 이상적이다.**

혈허의 원인

혈허의 대표적 증상은 다음과 같다. 심장 두근거리고 손톱이 얇고 갈라지며 건망증이 심하다. 머리가 빠지고 흰머리가 나며 안색이 창백하고 윤기가 없다. 피부가 건조하고 푸석푸석하며 잠들기가 어렵고 깊은 잠을 못 자며 이명에 시달린다. 불안하며 자신감이 없고 빈혈과 현기증을 느끼며 눈이 피로하고 시야가 흐리다. 생리가 불규칙하고 생리량이 많다.

이 같은 혈허의 **원인으로는 피로와 스트레스 누적, 기름진 음식과 당분 과다 섭취로 인한 내장의 피로**, 스마트폰과 컴퓨터 사용으로 인한 눈의 혹사, 균형 잡히지 않은 식습관, 야근과 밤샘 등의 수면 부족 등을 생각할 수 있다.

따라서 혈허를 개선하는 방법으로 우선 수면 리듬을 조절하는 것부터 시작해 보자. 바로 수면 패턴을 바꾸기가 쉽지 않다면 10분이라도 더 일찍 잠자리에 드는 습관을 들이는 것이 중요하다.

또한 식습관 개선을 통해 혈을 보충할 수 있다. 검은깨, 검은콩, 프룬(말린 서양 자두) 등의 검은색 식품, 당근, 토마토 등 비타민이 풍부한 붉은색 식품을 적극적으로 섭취하자. 그리고 굴, 간, 시금치, 청경채 등 철분이 풍부한 식품도 혈을 보충하는 데 좋은 식품이다.

몸 다스리기

52

수면 환경을 점검하자

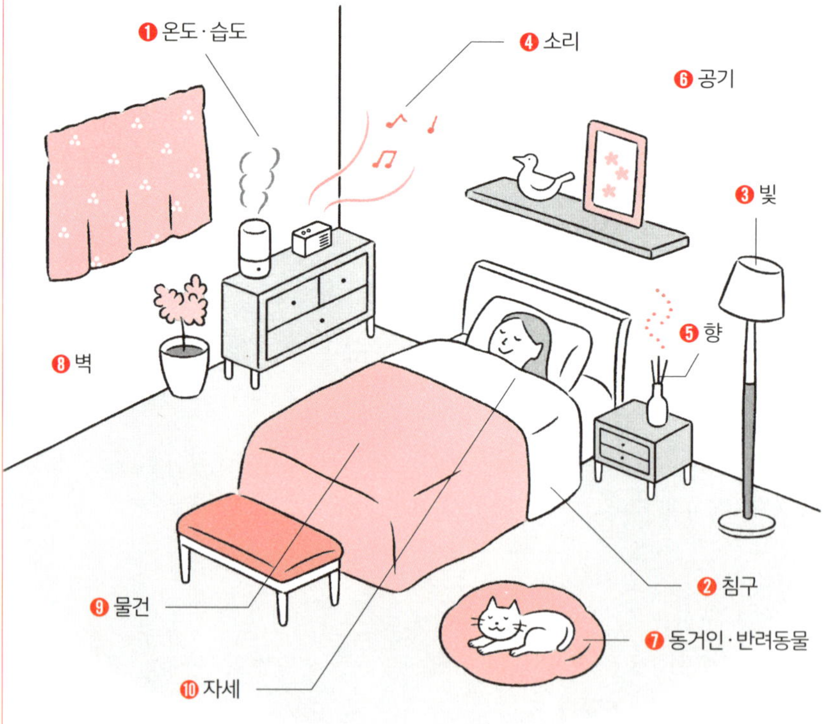

불면 / 피로감 / 빈혈 / 낮의 졸음

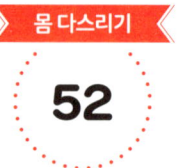

❶ 온도·습도
❷ 침구
❸ 빛
❹ 소리
❺ 향
❻ 공기
❼ 동거인·반려동물
❽ 벽
❾ 물건
❿ 자세

수면 환경 체크리스트

수면 시간은 곧 회복하는 시간이다. 이 회복이 제대로 이루어지지 않으면 자율신경의 균형이 무너진다. 수면은 하루의 3분의 1을 차지하는 중요한 활동이다. 잠들기가 어렵거나 자다가 자주 깨고, 깊은 잠을 자지 못하며 낮에 졸음이 쏟아지는 등 불면증으로 고민하는 사람은 지금부터 소개하는 수면 환경을 점검해 보자.

① **온도·습도** : 실내 온도를 여름철에는 26도 이하, 겨울철에는 16도 이상, 습도는 50~60%를 유지한다.

② **침구** : 베개는 자신에게 적합한 높이와 단단하기를 선택하고, 너무 푹 꺼지는 베개나 침대는 좋지 않다. 여름에는 땀을 잘 흡수하는 패드, 겨울에는 보온이 잘 되는 패드를 사용한다.

③ **빛** : 색감이 따뜻한 간접 조명이나 작은 전구를 사용한다. 너무 어두운 환경도 좋지 않다.

④ **소리** : 잔잔한 음악이나 수면 전용 음악을 아주 낮은 볼륨으로 튼다.

⑤ **향** : 라벤더, 캐모마일과 같이 부교감신경을 활성화하는 안정적인 은은한 향(142쪽)을 사용한다.

⑥ **공기** : 공기 청정기로 깨끗하게 유지한다. 낮에는 창문을 열어 환기한다.

⑦ **동거인·반려동물** : 가능한 한 이불은 각각 사용한다.

⑧ **벽** : 탈취·제습 기능이 있고 편안한 녹색 계열의 벽지를 선택한다.

⑨ **물건** : 뒤척임을 방해하지 않게 침구 위에는 물건을 두지 않는다.

⑩ **자세** : 호흡하기 편한 환경을 만들고 잠자리에 들 때는 바르게 누운 상태에서 첫째손가락이 바깥쪽을 향하게 자세를 잡는다. 자신에게 맞는 편안한 수면 자세를 찾는다.

> 많은 사람들이 어떤 베개가 자신에게 맞는지 고민한다. 베개를 구입하기 전에 목욕수건을 여러 장 겹쳐 크기와 높이를 조절해 본다. 이렇게 1~2주에 걸쳐 미세하게 높이를 조절하면서 자신에게 가장 편안한 높이를 찾는다. 또한, 클리닉, 한의원, 또는 도수 치료센터 등에서도 그 사람의 체형에 맞는 베개의 높이와 단단하기를 추천해 주는 곳이 있으니 참고한다.

몸 다스리기

53

수면의 질을 끌어 올리는 넙다리네갈래근 스트레칭

불면 / 피로감 / 무릎 통증 / 허리 통증 / 고관절 통증 / 위 트러블

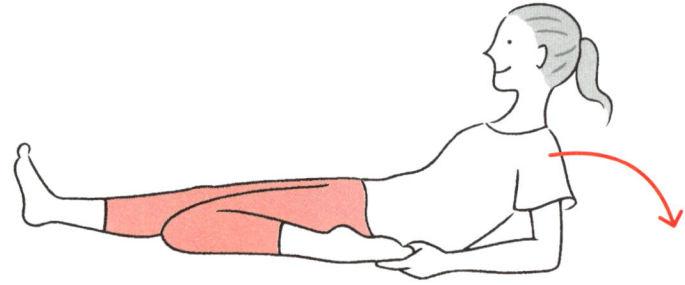

한쪽 무릎을 접고, 천천히 심호흡하면서 상체를 바닥에 내린다. 허벅지 앞쪽이 늘어나는 것을 느낀다.

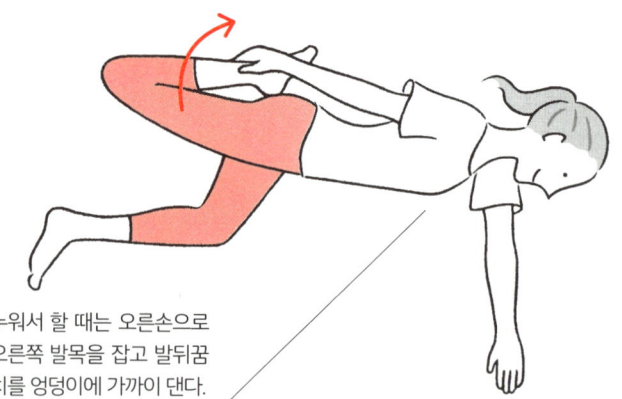

누워서 할 때는 오른손으로 오른쪽 발목을 잡고 발뒤꿈치를 엉덩이에 가까이 댄다.

- 함께 읽어요 -   1 아침 햇빛을 받는다 → 22쪽

과도한 피로는 불면증의 원인

넙다리네갈래근을 풀어주면 수면의 질을 높이는 데 도움이 된다. **허벅지 앞쪽에 위치하는 넙다리네갈래근은 우리 몸에서 가장 큰 근육으로, 여기에 피로가 쌓이면 불면증에 빠지기 쉽다. 너무 피곤해서 잠이 오지 않을 때 큰 근육을 부드럽게 풀어주면 순조롭게 피로를 풀 수 있다.**

또한 근육이 풀리면 몸의 다른 부위로 가는 혈류도 개선되어 수면의 질이 향상된다. 스트레칭 방법은 다음과 같다.

① 바닥에 앉아 한쪽 무릎을 접는다.
② 천천히 심호흡을 하면서 상체를 천천히 뒤로 젖힌다.
③ 좌우 각각 2~3회 반복한다.

이 스트레칭은 취침 1시간~1시간 30분 전에 하는 것이 좋다.

제대로 스트레칭이 되면 허벅지의 앞쪽이 늘어나야 하는데 무릎의 가동 범위가 작거나 통증이 느껴질 때는 옆으로 누워서 할 수도 있다.

① 왼쪽을 보고 누워 오른손으로 오른쪽 발목을 잡는다.
② 무리가 가지 않는 범위에서 발목을 뒤로 당겨 허벅지 앞쪽이 늘어나는 것을 느낀다.
③ 반대쪽도 같은 방법으로 한다. 좌우 각각 2~3회 반복한다.

위장 장애에도 효과가 있다

넙다리네갈래근이 부드러워지면 복부 근육의 균형이 맞추어지고, 수면에 중요한 장내 환경이 개선된다. 또한, 골반의 움직임이 좋아져 수면 중에 뒤척이는 횟수가 증가하는 장점도 있다.

뒤척이는 횟수는 많을수록 좋으며, 하룻밤에 20~40회 정도가 바람직하다. 만약 거의 뒤척이지 않는 사람은 넙다리네갈래근과 함께 골반 주변의 근육도 풀어주는 것이 좋다.

또한 넙다리네갈래근 위에는 **소화기와 관련이 있는 경락, '위경'과 '비경'이 위치한다. 위장 장애가 있는 사람에게도 이 스트레칭을 추천한다.**

몸 다스리기

54

허리 통증을 개선하는 엉덩이 스트레칭

허리 통증 / 무릎 통증 / 궁둥뼈(좌골) 신경통 / 새우등 / 냉증

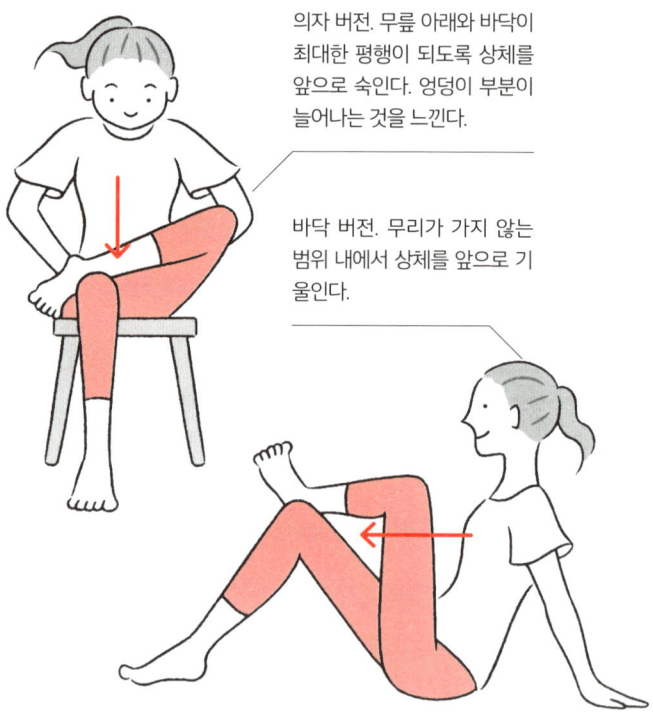

의자 버전. 무릎 아래와 바닥이 최대한 평행이 되도록 상체를 앞으로 숙인다. 엉덩이 부분이 늘어나는 것을 느낀다.

바닥 버전. 무리가 가지 않는 범위 내에서 상체를 앞으로 기울인다.

- 함께 읽어요 - 12 허리 통증에 '양릉천' → 46쪽

허리 통증을 개선하는 엉덩이 스트레칭

엉덩이 근육인 볼기근을 부드럽게 풀어주면 허리 통증 개선하는 데 도움이 된다. 왜냐하면 엉덩이 근육은 보행 시에 올바른 자세를 유지하는 역할을 하기 때문이다. 이 근육을 제대로 사용할 수 없게 되면 몸 전체의 균형이 깨져 허리 통증이 생기게 된다. 또한 엉덩이 근육은 허벅지 안쪽에 있는 모음근과도 밀접한 관계가 있기 때문에 무릎 통증 개선과 예방에도 도움이 된다. 다음의 큰볼기근 스트레칭을 꼭 기억하자.

① 의자에 앉은 상태나 바닥에 엉덩이를 대고 앉은 상태에서 한쪽 발목을 반대쪽 무릎 위에 올려놓는다.
② 호흡을 멈추지 않고 무리하지 않는 범위 내에서 상체를 서서히 발목 방향으로 기울인다.
③ 조금 아프면서도 기분이 좋을 정도로 엉덩이가 늘어나면 그 상태에서 천천히 세 번 심호흡을 한다.

이 스트레칭은 엉덩이 근육을 단련한 후에 하는 케어로도 효과적이다. 예쁜 엉덩이 라인을 만들기 위해 엉덩이 근육을 단련하는 사람이 있는데, 근육이 유연하지 않으면 예쁜 몸매를 만들 수 없다. 이상적인 체형을 만드는 근력 운동의 효과를 높이기 위해서도 '운동+케어'를 하나의 세트로 생각하자.

허리와 엉덩이는 냉기에 약하다

허리 통증이 있는 사람 중에는 몸이 차가운 사람이 많다. 허리 통증을 예방하기 위해 복대를 착용해 허리를 따뜻하게 유지해 주는 사람도 있을 것이다. 그런데 그와 함께 엉덩이 부분도 차가워지지 않게 주의하자.

엉덩이는 지방이 쉽게 쌓이는 부위로, 지방은 쉽게 따뜻해지고 쉽게 차가워지는 성질이 있다. 특히 여성은 태아와 자궁을 보호해야 하므로 엉덩이에 지방이 쉽게 붙는다.

엉덩이 스트레칭과 함께 충분히 따뜻하게 해 주는 것이 허리 건강을 지키는 데 큰 도움이 될 것이다.

몸 다스리기

55

탈모를 줄여 주는
두피 마사지

탈모 / 짜증 / 이갈이 / 집중력의 저하 / 불면증

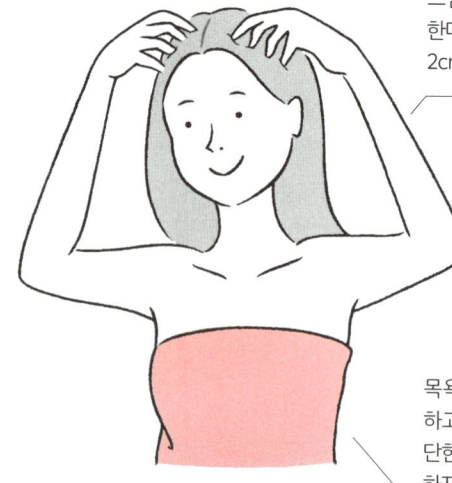

손가락 지문 부분을 두피에 대고 두피만 살짝 움직이는 느낌으로 부드럽게 마사지한다. 두피가 유연한 사람은 2cm 정도 두피가 움직인다.

목욕하는 도중이나 목욕을 하고 난 뒤에 1~2분 정도 간단한 두피 마사지를 습관화하자.

- 함께 읽어요 - 51 밤 11시에 자는 것이 이상적 → 128쪽

탈모는 두피 환경이 원인

머리카락이 많이 빠지면 걱정이 될 것이다. 탈모는 흔히 유전이라고 하지만 필자의 경험으로 볼 때 **두피 환경이나 몸 상태를 잘 관리하지 않아 생기는 경우가 훨씬 많다고 생각한다.**

예컨대, **머리를 감고 나서 완전히 말리지 않고 장시간 젖은 상태에서 자연 건조하면 두피의 온도가 내려가 두피 건강에 나쁜 영향을 미친다. 습기와 냉기는 혈액순환을 방해하는 주요 원인이다. 두피를 위해서도 목욕 후나 비를 맞아 머리가 젖었을 때는 바로 말리는 습관을 들이자.** 특히 뒷머리를 완전히 말리지 않는 사람이 많은데 뒤통수의 근육이 경직되면 목과 어깨 부위가 뭉치게 되고 결국 교감신경을 활성화하게 된다. 교감신경이 활성화되면 혈관이 수축해 혈액순환이 더욱 악화한다.

이 밖에도 쉽게 짜증을 내는 사람은 머리로 피가 몰려 두피의 혈류가 정체되고 모근에 충분한 영양이 공급되지 못한다. 자주 짜증을 내거나 항상 긴장 상태에 있는 사람은 두피에 땀이 맺히기 쉬운데 이것이 두피의 환경을 해치는 원인된다. 가능하면 생활 속에서 틈틈이 휴식 시간을 갖는 것이 중요하다.

탈모 예방을 위한 셀프 두피 마사지를 소개한다.

① **양손의 손가락을 적당한 간격으로 벌리고 두피에 댄다.**
② **두피만 살짝 밀듯이 큰 원을 그리는 느낌으로 부드럽게 마사지한다.**

스트레스가 쌓이면 두피가 점점 경직되는데, 만약 오랜 시간 계속해서 강한 스트레스를 받으면 두피가 부을 수 있다. 이 두피 부종은 스트레스가 매우 강하다는 경고 신호다. 가능하면 두피가 붓기 전, 경직 단계에서 관리를 시작하는 것이 좋다.

이미 두피가 부은 사람은 혼자 해결하려 하지 말고 서둘러 병원이나 한의원 등을 찾아 전문가의 도움을 받도록 한다.

몸 다스리기

56

몸을 따뜻하게 해 생리통을 완화한다

생리통 / 복부 통증 / 냉기로 인한 설사와 변비 / 빈뇨

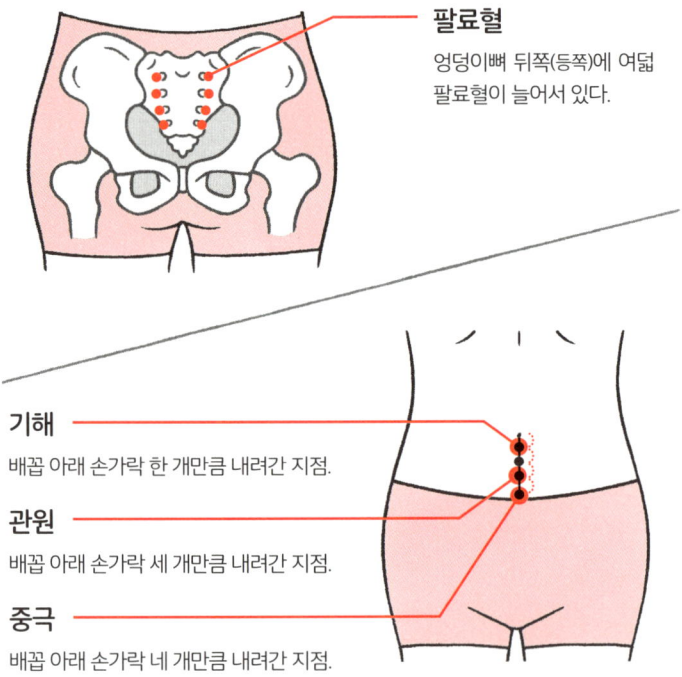

팔료혈
엉덩이뼈 뒤쪽(등쪽)에 여덟 팔료혈이 늘어서 있다.

기해
배꼽 아래 손가락 한 개만큼 내려간 지점.

관원
배꼽 아래 손가락 세 개만큼 내려간 지점.

중극
배꼽 아래 손가락 네 개만큼 내려간 지점.

- 함께 읽어요 -   44   생리통이 있으면 '티라민'을 피한다 → 112쪽

아랫배와 엉덩이뼈를 따뜻하게 해준다

생리통이 심할 때는 장과 자궁을 앞뒤로 감싸 하복부와 엉덩이뼈를 따뜻하게 해주면 통증이 완화된다. 엉덩이뼈는 골반의 중앙에 있는 뼈로 척추의 토대가 된다. 이 주변에는 생리통을 완화하는 혈자리가 여러 개 모여 있다.

기해 : 허리 통증과 하체 냉증, 기온 변화로 인한 피로에 효과적이다.
관원 : 하체 냉증, 부인과 질환, 변비, 발기부전, 불임 등의 개선과 노화 예방에 효과적이다.
팔료혈 : 전신 냉증, 치질, 갱년기 장애, 부인과 질환에 효과적이다. 엉덩이뼈 위에 여덟 혈자리가 늘어서 있다.

이 혈자리들을 따뜻하게 해주면 부교감신경이 활성화되어 몸이 이완되고 통증이 감소한다. 특히 추운 날에는 예방 차원에서 외출 전부터 핫팩을 붙이는 것이 좋다. 핫팩은 두꺼운 속옷 위에 붙여 저온 화상을 입지 않도록 주의한다.

엉덩이뼈는 자궁과 연결되어 있다

엉덩이뼈과 자궁은 '자궁천골인대'로 직접 연결되어 있기 때문에 **엉덩이뼈를 따뜻하게 해주면 자궁을 따뜻하게 하는 효과를 얻을 수 있다. 아랫배와 엉덩이뼈를 동시에 따뜻하게 해주면 생리통이 완화되는 데 더 효과적이다.**

자궁은 냉기에 매우 취약하다. 허벅지 안쪽의 '혈해(64쪽)' 부근이나 종아리에 나타나는 붉고 가는 보랏빛 '실핏줄(76쪽)'이 보이면 냉기로 인한 자궁 기능 저하의 신호일 수 있으므로 주의를 기울여 따뜻하게 관리한다.

또한, 엉덩이뼈 부위에는 부교감신경이 분포해 있다. 손바닥과 발바닥에만 땀이 나 차가워지는 경우나 빈뇨, 몸에 힘이 들어가 긴장하는 증상이 있을 때는 교감신경이 과도하게 활성화된 상태이므로, 엉덩이뼈를 따뜻하게 해주면 긴장이 풀리고 증상이 완화될 수 있다.

140

몸 다스리기

57

컨디션이 좋을수록 보온에 힘쓴다

자각 못하는 냉증 / 노화 / 혈액순환 장애 / 허리 삠 / 잘못 자서 생긴 통증 / 삠

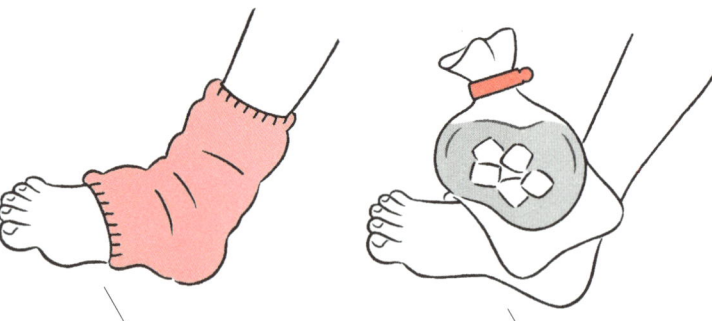

따뜻하게 했을 때 기분이 좋은 부위는 몸이 관리를 원하고 있다는 신호다.

삐어서 생긴 염증에는 냉찜질을 한다. 따뜻하게 하면 안 되므로 주의한다!

- 함께 읽어요 - 48 몸을 따뜻하게 관리한다 → 122쪽

컨디션이 좋을수록 '따뜻하게' 관리한다

우리는 어딘가 불편하거나 통증이 있을 때는 관리와 치료에 관심을 쏟는다. 그런데 증상이 호전되면 어떨까? 문제가 사라지는 것은 좋은 일이지만 그로 인해 건강에 대한 경각심도 줄어들게 된다.

건강하게 보여도 자각 증상만 나타나지 않는 상태일 수 있다. 그중에서도 특히 주의해야 할 대상이 '냉증'이다. 평소에는 냉기가 느껴지지 않더라도 발끝이나 발목, 허리, 엉덩이, 등을 따뜻한 손으로 만졌을 때 차갑게 느껴지는 부위가 분명히 있을 것이다. 이러한 숨은 냉기를 깨닫자. 불편하지 않을 때일수록 더욱 관리를 소홀히 하지 말아야 한다.

건강할 때도 꾸준히 몸을 따뜻하게 관리하면 질병의 위험이 줄고 만족스러운 삶의 질을 오랫동안 유지할 수 있다. 100세 시대를 건강하게 살기 위해서는 지금의 좋은 상태를 최대한 오래 가져가는 것이 중요하다. 그리고 건강 상태나 체질, 병력 등은 사람마다 다르므로 타인과 비교할 필요가 없다. 지금 내 몸의 긍정적인 상태를 지속시키는 것에 집중하자.

급성 염증에는 냉찜질을

계속해서 따뜻하게 관리하는 것의 중요성에 대해 강조하고 있지만 반대로 차갑게 관리해야 할 때도 있다.

열이 나거나 내출혈이 생겼을 때, 갑자기 심한 통증을 동반하는 염증 증상이 있을 때는 냉찜질을 해야 한다. 허리를 삐거나 잠을 잘못 자서 목이 뻣뻣하고 잘 움직여지지 않을 때, 발목을 삐었을 때는 염증이 악화하지 않도록 얼음이나 차가운 물로 냉찜질을 해 진정시킨다. 염증이 있을 때는 냉찜질을 하고, 그 이외에는 따뜻하게 하는 것이 기본이다.

대부분 허리는 따뜻하게 해 주어야 한다고 알고 있겠지만 그것은 허리 통증이 만성일 때의 이야기다. 허리를 삐끗한 직후에 뜨거운 물에 몸을 담갔다가 증상이 악화한 사례를 자주 접하는데, 모쪼록 주의하길 바란다.

몸 다스리기 58

자신에게 맞는 향을 사용한다

모든 증상과 관련

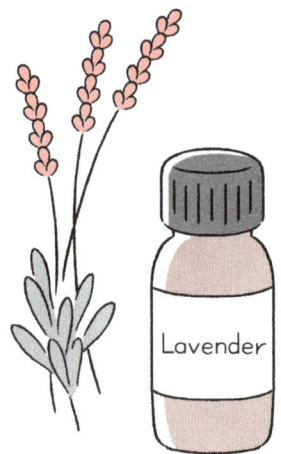
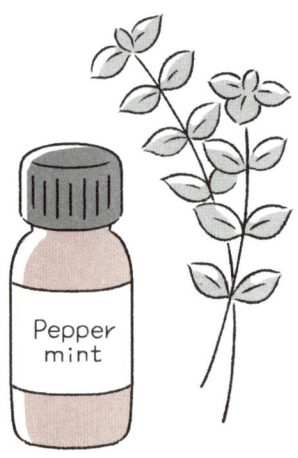

교감신경이 활성화되었을 때 사용하는 'OFF의 향기'

- 라벤더
- 네롤리
- 스위트 마조람
- 로즈우드
- 시더우드
- 스위트오렌지
- 백단
- 침향
- 일랑일랑
- 캐모마일
- 프랑킨센스
- 등

부교감신경이 활성화되었을 때 사용하는 'ON의 향기'

- 로즈메리
- 레몬
- 페퍼민트
- 귤껍질
- 자몽
- 유칼립투스
- 라임
- 등

아로마는 즉각적인 효과가 있다

자율신경을 조절하는 셀프케어 중에서도 바로 효과가 나타나고, 실천하기 쉬운 방법이 바로 아로마 테라피다. 아로마 오일을 상황에 맞게 활용할 수 있으면 자율신경의 불균형에 빠르게 대처할 수 있다. **향기는 단 0.2초 만에 뇌파를 변화시키기 때문에 순식간에 기분을 전환할 수 있다.**

예컨대, 교감신경이 활성화되어 발생하는 목과 어깨의 결림이나 긴장성 두통, 짜증, 이명 등의 증상에는 진정 작용이 있는 라벤더가 적합하다. 반면에 부교감신경이 활성화되어 생기기 쉬운 졸음과 무기력증, 부종, 몸이 무겁고 나른한 느낌에는 각성 효과가 있는 페퍼민트 향을 활용하는 것이 좋다.

나에게 맞는 향을 찾아보자

대표적인 아로마 오일에는 왼쪽과 같이 다양한 종류가 있지만 **향기는 그 사람의 체질과 컨디션에 따라 어울리는 종류가 다르다. 지금 좋은 향이라고 느껴지는 향이 바로 현재 자신의 몸과 마음 상태에 맞는 아로마 오일인 것이다.** 따라서 몸 상태가 바뀌면 좋아하는 향이 변하는 경우도 적지 않다.

자율신경은 시간대, 그때의 피로 정도, 스트레스 상태, 내장의 피로 등에 따라 교감신경이 활성화될 수도 또는 부교감신경이 활성화될 수도 있다. **교감신경이 활성화(흥분·긴장 상태)되었을 때 사용하는 'OFF 향기'와 부교감신경이 활성화(이완되고 나른한 상태)되었을 때 사용하는 'ON 향기' 이렇게 두 가지를 가지고 있으면 폭넓은 증상에 대응할 수 있어 이상적이다.** 꼭 여러 가지 향을 직접 사용해 보면서 자신에게 가장 편안하고 좋은 향기를 찾아보자.

만약 누군가에게 아로마를 추천하고 싶다면 다른 사람의 사례를 소개하며 특정 향을 권하기보다는 상대가 스스로 본인에게 맞는 향을 찾을 수 있도록 도와주는 것이 좋겠다.

몸 다스리기

59

바른 자세란?

목·어깨 결림 / 허리 통증 / 변비 / 면역력 저하 / 다이어트

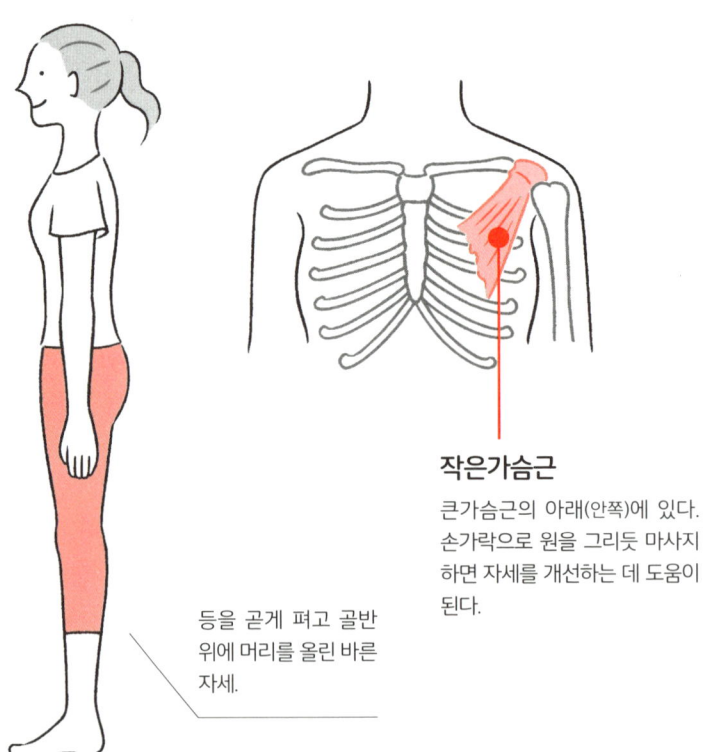

작은가슴근
큰가슴근의 아래(안쪽)에 있다. 손가락으로 원을 그리듯 마사지하면 자세를 개선하는 데 도움이 된다.

등을 곧게 펴고 골반 위에 머리를 올린 바른 자세.

애초에 바른 자세란?

'바른 자세'란 무엇일까? 여기서는 간단하고 쉽게 설명한다. 바른 자세는 '등을 곧게 펴고 골반 위에 머리를 올린 상태'다. 이것은 서 있을 때나 앉아 있을 때 모두 동일하다. 이 자세를 의식하면 골반이 자연스럽게 바로 서게 된다.

머리와 골반의 위치가 어긋나면 골반이 뒤로 기울고 등이 구부러지며 어깨가 안쪽으로 말려 머리가 앞으로 빠진 자세가 된다. 무너진 자세는 그 순간에는 편하게 느껴질 수 있지만, 목과 어깨가 결리고 심리적으로 불안정하며, 폐가 줄어들어 얕은 호흡을 하게 된다. 그러면서 면역력이 떨어지기까지 한다.

가능한 한 평소에 이 바른 자세를 떠올리며 생활하자. 그렇다고 해서 항상 바른 자세를 유지하는 것은 쉽지 않으니 깨달은 순간에 자세를 바로잡는 습관을 들이도록 한다.

작은가슴근 마사지

긴장되어 딱딱하게 굳어 있는 가슴 근육이 자세가 무너지는 원인인 경우가 있다. 가슴 근육이 경직되면 어깨가 말리면서 바른 자세가 무너진다. 이때 필요한 케어가 작은가슴근 마사지다. 작은가슴근은 삼각형 모양의 근육으로 가슴 바깥쪽에 있다. 일반적으로 가슴 근육이라 하는 큰가슴근 아래에 있기 때문에 2cm 정도 안쪽을 만진다는 느낌으로, 손가락 지문 부분을 이용해 부드럽고 천천히 원을 그리듯 마사지한다. 이때 통증이 느껴지는 사람은 작은가슴근이 굳어 있다는 신호다. 마사지를 습관화해서 조금씩 풀어주도록 한다.

이 밖에도 의자에 앉을 때 엉덩이가 앞으로 미끄러지듯 나가는 자세도 좋지 않다. 이 자세는 골반의 불균형을 초래하게 된다. 엉덩이뼈(139쪽)의 옆에 있는 엉치엉덩관절이 뻣뻣해지면 등과 허리를 연결하는 부위의 대사가 나빠진다. 그 결과 근육이 경직되거나 지방이 쉽게 붙을 수 있으므로 주의해야 한다.

몸 다스리기

60

'다리'를 단련하자

노화 / 냉증 / 부종 / 다리 쥐 / 무릎 통증 / 허리 통증 / 위 트러블

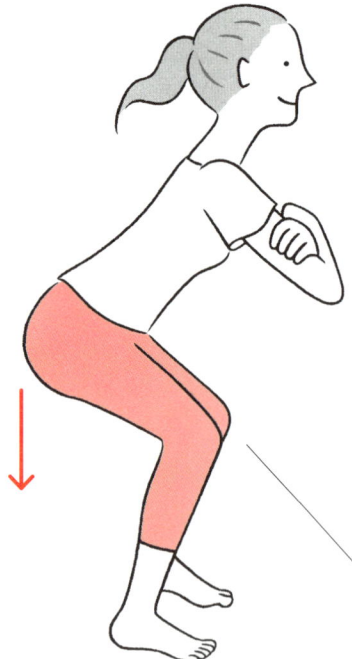

다리를 단련하려면 스쿼트. 무릎이 발끝보다 앞으로 나오면 무릎을 다칠 위험이 있으니 주의한다.※

- 함께 읽어요 61 뼈를 튼튼하게 만드는 발뒤꿈치 떨어뜨리기 → 148

건강하게 오래 살기 위해서는 다리를 단련해야 한다

필자는 지금까지 6만 명 이상의 환자를 치료해 왔다. 그리고 **고령에도 건강을 유지하고 있는 사람들은 하나같이 다리 근육이 발달해 있다는 사실을 깨달았다. 특히 종아리는 '제2의 심장'이라고 불릴 만큼 중요한 부위다. 혈관을 감싸는 종아리 근육이 펌프 역할을 하기 때문이다.** 건강한 사람들에게 취미를 물어보면 걷기, 등산, 수영장에서 걷는 등 일상적으로 다리를 많이 사용하는 운동이 압도적으로 많다.

우리 몸 전체의 근육량 중 하체 근육이 약 60~70%를 차지한다. 따라서 전신의 혈류를 효율적으로 개선하고, 피로와 불편한 증상을 해결하고 싶다면 다리의 혈류 순환이 매우 중요하다. 또한 다리 근육의 경직은 몸 전체에 영향을 미치므로 평소에도 세심하게 관리해야 한다. 욕조에 몸을 담그고 종아리를 5분 정도 마사지해 주기만 해도 효과적이다.

다리의 혈류는 내장의 혈류와도 밀접한 관련이 있다. 내장의 기능은 곧 자율신경의 기능이므로 다리 혈류의 개선은 건강을 유지하는 중요한 요소 중 하나다. 건강하게 **오래 살기 위해서는 반드시 다리를 단련하자.** 집에서 다리를 단련하는 간편한 운동법으로는 스쾃과 카프 레이즈가 있다.

다리를 단련하는 운동 ① 스쾃

올바른 스쾃의 핵심은 앉을 때 무릎이 발끝보다 앞으로 나오지 않게 하는 것이다.[※] 의자에 앉는 느낌으로 엉덩이를 뒤로 빼면서 내려간다. 모처럼 스쾃을 시작하더라도 방법이 잘못되면 무릎을 다칠 수 있으니 주의해야 한다.

다리 단련 운동 ② 카프 레이즈

의자 등받이와 같이 안정적인 사물을 잡고 5초 동안 천천히 발뒤꿈치를 들어 올렸다가 5초 동안 천천히 내려놓는다. 천천히 하면 5~6회만 반복해도 충분히 운동이 되어 근육량이 늘어난다. 보통은 **발뒤꿈치를 들어 올릴 때만 집중하기 쉬운데 사실 내려놓을 때 효과가 더 크다.** 끝까지 집중해서 운동하면 적은 횟수로도 근육을 충분히 단련할 수 있다.

※ 전문자료를 찾아보면 무릎이 발끝보다 나가는 경우도 많다. 전문가와 함께 자신의 체형에 맞는 자세를 익히는 것도 좋겠다.-옮긴이

몸 다스리기

61

뼈를 튼튼하게 만드는 발뒤꿈치 떨어뜨리기

골다공증 / 피부 처짐 / 주름 / 고혈당 / 심부전 예방

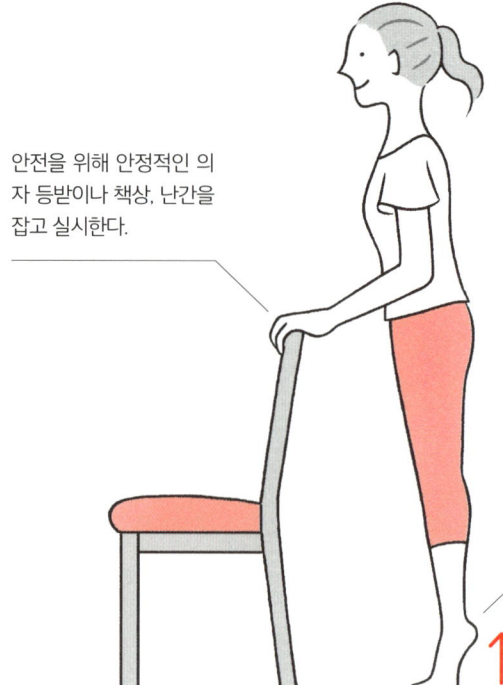

안전을 위해 안정적인 의자 등받이나 책상, 난간을 잡고 실시한다.

두 발의 뒤꿈치를 들어 올린 후에 힘을 빼고 뒤꿈치를 바닥으로 떨어뜨린다. 하루에 10회씩 3세트 하는 것이 이상적이다.

뼈를 튼튼하게 하는 발뒤꿈치 떨어뜨리기

'발뒤꿈치 떨어뜨리기'는 골밀도를 높이는 가장 간단하고 효과적인 운동이다.

① 안정적인 의자 등받이나 책상, 난간 등에 손을 대고 똑바로 선다.
② 두 발의 뒤꿈치를 들어 올린다.
③ 힘을 빼고 툭하고 발뒤꿈치를 바닥에 떨어뜨린다.

이때 자신의 몸무게로 뒤꿈치에 적당한 자극이 가는 것이 중요하다. 이 자극으로 인해 뼈를 형성하는 조골세포를 활성화하는 단백질이 반출되어 튼튼한 뼈가 만들어진다. **목표는 하루에 10회씩 3세트지만 처음에는 3주간 꾸준히 할 수 있는 횟수로 시작하는 것이 좋다.**

골다공증은 폐경 후 여성에게 흔한 질병이다. 전체 골다공증 환자의 94%는 여성으로 남성 골다공증 환자보다 무려 16배 많다. 국내 50세 이상 여성에서 골다공증은 10명 중 3~4명 정도, 골다공증의 전 단계인 골감소증까지 포함하는 경우 10명 중 8명이 발생할 만큼 중장년층 여성들에게 흔하게 나타난다. 나이가 들수록 그 유병률은 증가하며 70대 이상 여성에서는 10명 중 6~7명이 골다공증을 앓는다.[※] 그러므로 가능한 한 빨리 예방과 대책을 시작하도록 한다.

뼈 대사에는 걷는 습관도 중요

뼈를 튼튼하게 유지하려면 걷는 습관도 중요하다. 걷는 양이 적으면 뼈의 대사가 저하된다. 하루 걸음 수의 목표는 8000보다. 하지만, 많이 걸을수록 무조건 좋은 것은 아니다. 하루 만 보를 넘으면 너무 많이 걷는 것이다. 무릎 통증이나 허리 통증, 발바닥의 통증, 족저근막염 등이 발생할 수 있으며, 지방뿐 아니라 근육까지도 연소할 수 있어 주의가 필요하다.

참고로 60~80대 노년층은 하루, 60대 5000~6500보, 70대 4000~5500보, 80대 2500~4000보가 적당하다.

※ 출처: 2017년부터 2021년까지 골다공증 질환 건강보험 진료현황, 국민건강보험공단.-옮긴이

몸 다스리기

62

저녁 시간 화장실은 참지 않는다

수면장애 / 방광염 / 거친 피부 / 야간 빈뇨 / 짜증

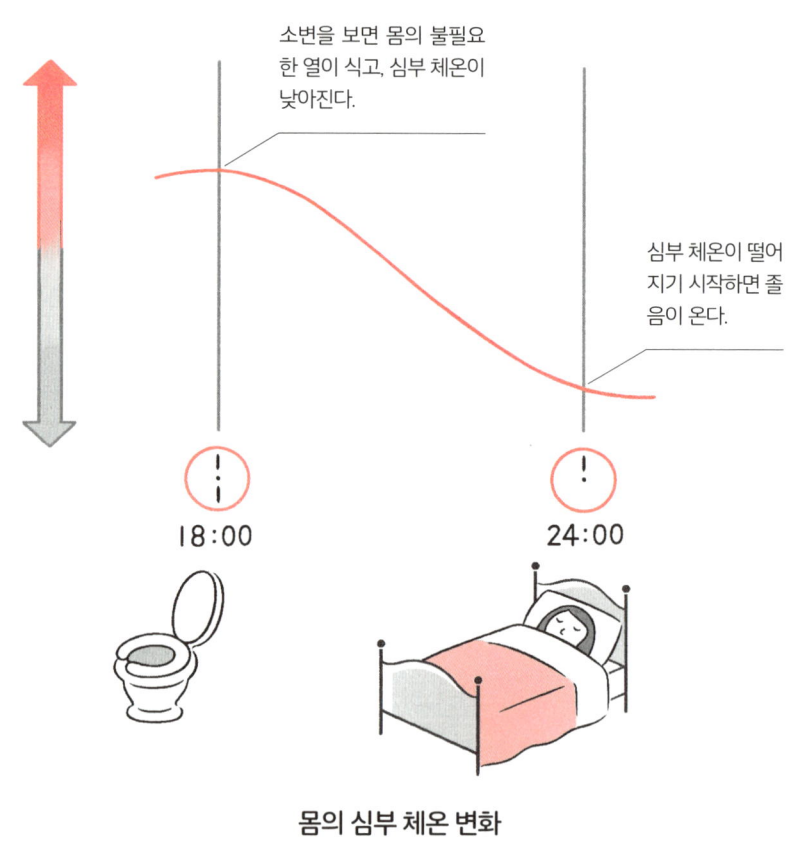

소변을 보면 몸의 불필요한 열이 식고, 심부 체온이 낮아진다.

심부 체온이 떨어지기 시작하면 졸음이 온다.

18:00

24:00

몸의 심부 체온 변화

- 함께 읽어요 - 3 낮잠을 잔다 → 26쪽

소변이 불필요한 열을 식힌다

저녁 시간의 생활은 수면이나 방광염과 관련이 있다. 불면증이나 빈뇨로 고민하는 사람은 오후 3시~5시쯤의 습관에 주의하자.

먼저 수면에 관해 이야기하자면 특히 잠자리와 관련이 있는 내용이다. **인간의 심부 체온은 저녁에 최고조에 이른다. 그리고 잠자기 전까지 서서히 체온이 내려가면서 졸음을 유발한다.**

소변은 체내의 불필요한 열을 몸 밖으로 내보내는 역할을 하므로, 심부 체온이 높은 저녁 시간대에 소변을 보면 체온이 낮아진다. 업무나 집안일이 바빠서 무심코 화장실을 참기 쉬운 시간대이지만 잘 기억해 두었다가 지나치지 않도록 한다.

게다가 심부 체온이 최고조에 이르는 저녁 시간에는 면역력도 낮아지기 때문에 소변을 참으면 방광염에 걸리기 쉽다.

다리의 혈류 부족이 빈뇨의 원인

그렇다고는 해도 저녁에 소변이 마렵지 않은 사람도 있을 수 있다. 예컨대, 다리의 근육량이 적은 사람은 발끝에서 불필요한 수분을 회수하기가 어렵다. 이런 사람은 낮에는 화장실을 자주 가지 않는 편이지만, 중력의 저항을 줄이면 수분을 회수하기 쉬워 소변을 보기 한결 편해질 것이다.

구체적으로 말하자면, **오후 1시에서 3시 사이에 몸을 누이고 15~30분 정도 낮잠을 자면 이후 저녁에 소변이 마려워 질 것이다.** 다리의 근력이 약하고 혈류가 부족해 낮에 불필요한 수분을 회수하기 어려운 사람은 밤에 누워서 자는 동안 자주 화장실에 가는 야간 빈뇨가 나타날 수 있다.

한편, **땀을 흘리는 것도 불필요한 열과 노폐물을 체외로 배출하는 역할을 한다. 시간이 있는 주말에는 오후 3시에서 5시 사이에 가벼운 운동을 하는 것도 좋다.**

몸 다스리기

63

여성은 7의 배수
남성은 8의 배수

노화 / 건강 장수 / 면역력 저하

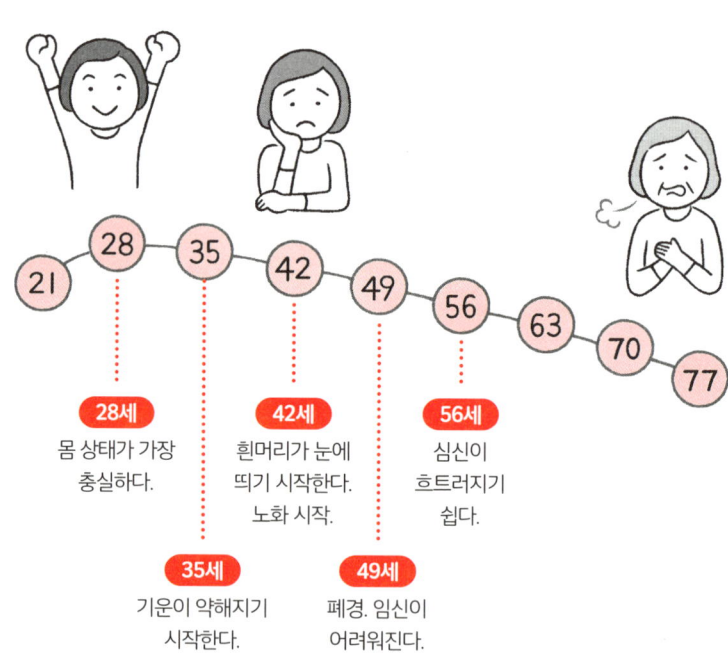

28세
몸 상태가 가장 충실하다.

35세
기운이 약해지기 시작한다.

42세
흰머리가 눈에 띄기 시작한다. 노화 시작.

49세
폐경. 임신이 어려워진다.

56세
심신이 흐트러지기 쉽다.

여성은 7의 배수 연령에 몸이 변한다

함께 읽어요 — 참고 자료   여성과 남성의 전환기 연령 → 237쪽

여성의 몸은 7의 배수 해에 변화를 맞는다

노화는 누구도 피할 수 없다. 하지만 가능한 한 거스르고 싶은 마음은 당연할 것이다. 나이가 들수록 몸 상태가 저하되는 것은 자연스러운 일이지만 그 속도가 빨라질지, 늦어질지는 평소의 건강관리에 달려 있다.

동양의학에서 겨울은 오장 중에 '신장'과 관련이 깊으며 신장은 생명력을 관장하고 주로 노화 속도와 관계가 있다고 본다. 현대 과학을 통해서도 부신과 난소에서 분비하는 난포 호르몬(에스트로젠)과 황체 호르몬(프로게스테론), 테스토스테론 등의 호르몬이 노화와 깊은 관련이 있다는 사실이 밝혀졌다.

동양의학의 교과서라 할 수 있는 『황제내경』에는 **'여성은 7의 배수', '남성은 8의 배수' 나이에 전환점을 맞으며, 몸에 변화가 찾아온다고 기록되어 있다.**

● **여성은 7배수**

7세, 14세, 21세, 28세, 35세, 42세, 49세, 56세, 63세, 70세, 77세, 84세, 91세

● **남성은 8배수**

8세, 16세, 24세, 32세, 40세, 48세, 56세, 64세, 72세, 80세, 88세, 96세

이것은 호르몬의 균형과 밀접한 관계가 있다. 호르몬과 자율신경은 서로 영향을 미치며 어느 한쪽의 균형이 무너지면 다른 한쪽도 무너지기 쉽다. 따라서 온열 요법, 혈자리 자극, 스트레칭, 식이요법 등의 생활 관리와 침뜸 치료, 한방 치료 등을 통해 내장의 기능을 다스리고 자율신경이 정상적으로 작용하게 돕는 것이 중요하다.

그리고 호르몬 분비를 촉진하거나 억제하는 리듬은 자율신경의 교감신경·부교감신경과도 연동되는데, 이러한 정상적인 리듬이 건강과 미용, 노화에 큰 영향을 미친다. 자신의 몸이 전환기 나이를 맞아 어떤 변화가 일어나는지 점검해 보도록 하자.

> 몸 다스리기
>
> # 64

현대병 '스마트폰 엘보'의 예방과 개선

건초염 / 스마트폰 엘보 / 테니스 엘보 / 스트레스 / 손의 피로

팔꿈치 바깥쪽이 아픈 경우
팔꿈치를 쭉 펴고 반대 손으로 손목을 손등 쪽으로 구부린다.

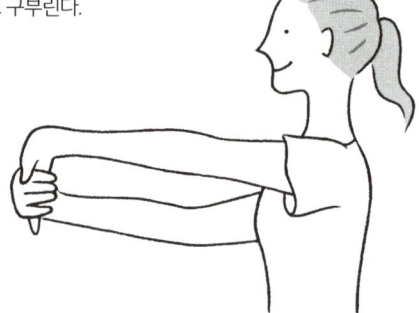

팔꿈치 안쪽이 아픈 경우
팔꿈치를 쭉 펴고 반대 손으로 손목을 손바닥 쪽으로 구부린다.

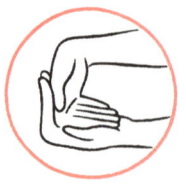
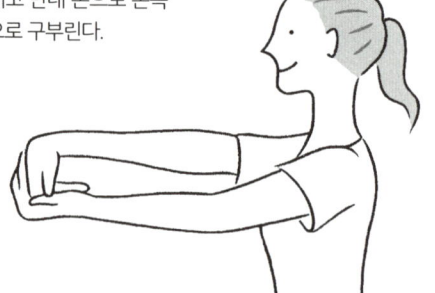

- 함께 읽어요 - 28 건초염에 '양계' → 78쪽

장시간 스마트폰 사용으로 팔꿈치에 통증이

'스마트폰 엘보'라는 말을 들어본 적이 있는가? 스마트폰 엘보란 스마트폰을 지나치게 많이 사용해 팔꿈치에 통증이 생긴 증상을 말한다. 최근 이러한 사례가 증가 추세에 있으며, 특히 다섯째손가락으로 스마트폰을 지탱하면서 조작하는 사람에게 많이 발생한다.

다섯째손가락을 움직이는 근육은 팔꿈치의 안쪽까지 연결되어 있는데, 매우 가늘고 섬세한 근육으로 오랜 시간 스마트폰을 사용하면 손상을 입기 쉽다. 이를 예방하기 위해서는 한 손 전체로 스마트폰을 단단히 쥐고 반대쪽 손으로 조작하거나, 한 손으로도 조작하기 편리한 보조 아이템을 사용하자.

스마트폰 엘보 예방 스트레칭

스마트폰 엘보를 예방하고 개선하는 데는 팔꿈치 스트레칭이 효과적이다.

① 한쪽 팔의 팔꿈치를 쭉 펴고 팔을 수평으로 올린다.

② 반대쪽 손으로 손목을 손바닥 또는 손등 쪽으로 구부린다.

③ 기분 좋게 스트레칭 되는 느낌이 드는 곳에서 10~30초간 심호흡을 하면서 유지한다.

②에서 손바닥 쪽으로 구부리면 팔꿈치의 바깥쪽이, 손등 쪽으로 구부리면 팔꿈치의 안쪽이 늘어난다. 스마트폰을 사용하는 시간이 많다고 생각되는 사람은 평소 스트레칭을 생활화해 피로가 쌓이는 것을 해소한다.

현재는 팔꿈치에 통증이 없더라도 스마트폰 사용 시간이 긴 사람은 주의가 필요하다. 손목과 팔꿈치 사이에 당김이나 뻣뻣한 느낌을 받는다면 통증이 발생하기 전의 경고 신호일 수 있다. 일어서서 체어 테스트로 확인했을 때 팔꿈치 바깥쪽에 통증이 느껴진다면 염증(스마트폰 엘보)이 의심된다.

① 팔꿈치를 펴고 손바닥이 아래를 향하게 한 상태에서 의자 등받이를 잡는다.
② 그대로 힘을 줘서 천천히 들어 올린다.

65

당뇨병의 위험을 높이는 나쁜 습관 다섯 가지

당뇨병 / 면역력 저하 / 다이어트 / 고혈당

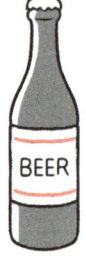
맥주 : 1병(500mL)

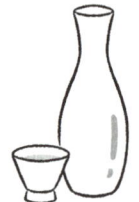
일본 술 : 1홉(180mL)

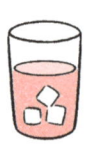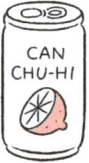
츄하이 : 1.5캔(520mL)

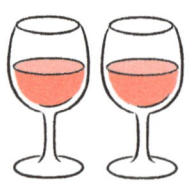
와인 : 유리컵 2잔(180mL)

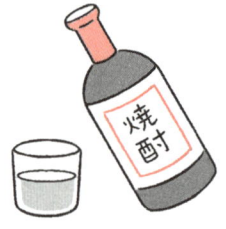
소주 : 0.6홉(100mL)

생활 습관병의 위험을 높이는 알코올 하루 섭취량은, 세계보건기구의 권고에 따르면 남성 40g, 여성 20g 이하라고 한다. 이 이상 마시는 사람은 간이 쉴 수 있는 날을 갖자.

6명 중 1명이 당뇨병 예비군

우리나라 당뇨병 인구가 약 600만 명을 넘어섰다. 당뇨병의 고위험군인 당뇨병전단계의 인구가 약 1583만 명인 점을 감안하면 우리나라 국민 2000만 명 이상이 당뇨병 또는 당뇨병의 위험에 시달리고 있는 것이다.※ 당뇨병은 조기 발견과 조기 치료가 중요하다. 여기에 당뇨병과 비만의 위험을 높이는 나쁜 습관 다섯 가지를 정리했다. 모두 기본적인 내용이지만 지금 다시 한번 점검해 보자.

① **부주의한 음식** : 특히 '단 음료'를 주의해야 한다. 과일주스, 채소 주스, 설탕을 넣은 커피, 청량음료 등의 가당 음료는 피해야 한다. 액체는 고형물보다 소화, 흡수가 빨라 혈당 수치가 급격히 상승하기 때문이다.

② **스트레스** : 스트레스가 쌓이면 혈당 수치가 상승한다. 요가, 호흡법, 취미 활동 등 자신만의 스트레스 해소 방법을 찾아보자.

③ **운동 부족** : 신체 활동량이 적은 것은 당뇨병 발병과 밀접한 관련이 있다. 일주일에 3일 이상, 가능하면 매일 운동을 하고, 운동을 하지 않는 날이 2일 이상 지속되지 않도록 명심한다.

④ **담배** : 담배를 피우면 교감신경이 자극되어 혈당 수치가 상승한다. 그뿐만 아니라 혈당을 조절하는 인슐린의 기능을 방해하기 때문에 당뇨병에 걸릴 위험이 커진다.

⑤ **알코올** : 알코올에 포함된 칼로리는 1g당 7kcal다. 최근에는 제로 슈거를 내세운 제품도 있지만 제로 슈거라고 해서 절대 칼로리 제로가 아님을 알아 두자. 한편, 술을 많이 마시는 사람은 그렇지 않은 사람에 비해 혈당 조절이 어렵다는 보고도 있다.

※ 대한당뇨병학회, '당뇨병 팩트시트(Diabetes Fact Sheet in Korea 2021)'-옮긴이

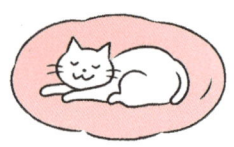

제 5 장

마음을 다스려 관리하는 자율신경

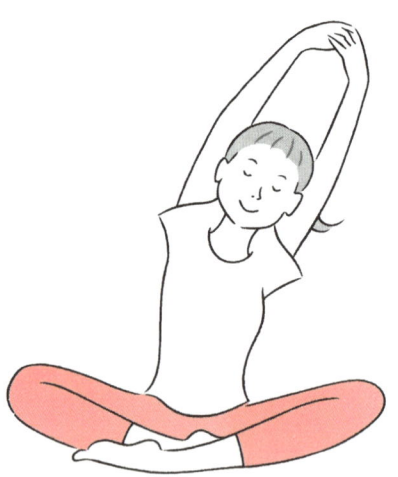

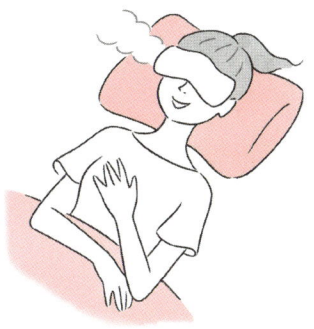

항상 바쁘고, 밀려드는 압박감과 심각한 뉴스 때문에
끊임없이 불안에 노출되는 나날들…….
그런 가운데 스트레스를 완화하고 마음을 편안하게 만드는 사고 비결과
습관, 혈자리를 모아보았다. 마음의 균형을 맞추고 건강을 유지하는 것은
곧 건강한 신체로 이어진다.

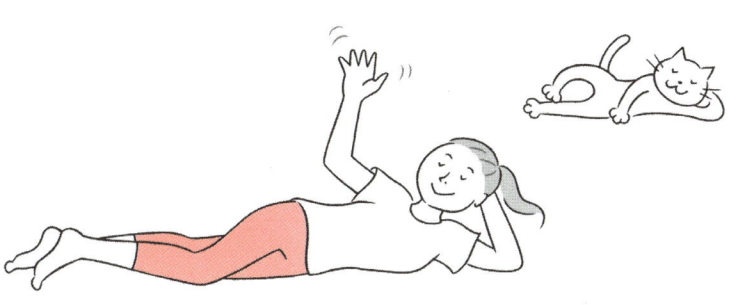

마음 다스리기

66

여덟 가지 스트레스 신호를 놓치지 않는다

스트레스 / 목 어깨 결림 / 불면증 / 고혈압 / 두통 / 피로감 / 혈액 순환 장애

복부의 박동

명치와 배꼽의 중간 지점을 세 손가락으로 천천히 2~3cm 눌렀을 때 '쿵쿵'하는 박동이 느껴진다면 스트레스가 쌓였다는 신호다.

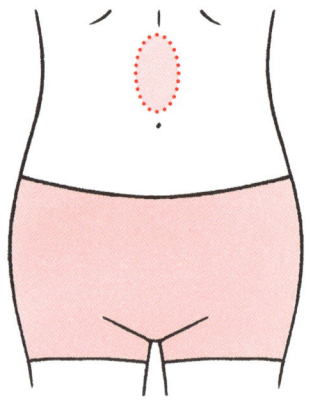

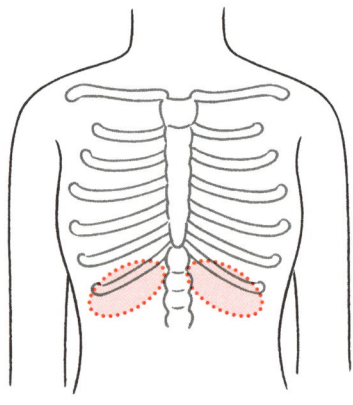

흉협고만※

갈비뼈 아래쪽을 눌렀을 때, 둘째, 셋째손가락을 갈비뼈 아래쪽으로 넣으려고 했을 때, 통증이나 불쾌감이 느껴진다면 이것 역시 스트레스가 쌓였다는 신호다.

※ 가슴과 옆구리가 답답하고 압통을 느끼는 증상.-옮긴이

여덟 가지 스트레스 신호

불안정한 심리는 조기에 관리하는 것이 매우 중요하다. 다음의 여덟 가지 증상은 몸에서 보내는 SOS 신호라고 생각하자. '지금까지 잘 버텨왔지만 더는 무리다'라는 몸의 외침이다. 이 상태를 그대로 방치하면 우울증으로 악화할 수 있다.

무리하지 말고 셀프케어 방법을 새롭게 점검하자. 스스로 관리하기 어려운 수준까지 이르렀다면 망설이지 말고 의료 기관을 찾아 전문의의 도움을 받도록 한다.

① **흉협고만** : 갈비뼈 가장자리를 따라 단단하게 뭉친 상태. 둘째, 셋째손가락을 갈비뼈 아래로 넣으려고 하면 통증과 불편감이 느껴진다.

② **복부의 박동** : 명치에서 배꼽의 중간 지점을 둘째, 셋째, 넷째손가락 세 개로 2~3cm 정도 누르면 쿵쿵하고 박동이 느껴진다.

③ **혀·눈꺼풀 경련** : 눈을 감고 혀를 내밀었을 때 혀 또는 눈꺼풀이 미세하게 떨린다.

④ **이 악물기·이갈이** : 자신도 모르게 이를 꽉 무는 버릇이 있다. 보통은 입술을 닫고 있어도 윗니와 아랫니 사이에 약간의 틈이 있는 것이 정상이다.

⑤ **두피의 경직·부종** : 두피가 뻣뻣하고 잘 움직이지 않는다. 손가락 끝으로 두피를 잡고 천천히 움직였을 때 보통은 1cm 정도 움직여야 한다. 두피가 부어 있으면 오랜 시간 강한 스트레스를 받고 있다는 신호이므로 특히 더 주의해야 한다(136쪽).

⑥ **목·어깨 결림** : 만성적으로 목과 어깨가 뻣뻣하고 뭉친 느낌을 받는다. 교감신경이 과도하게 활성화되었을 때 나타나는 대표적인 증상.

⑦ **심한 감정 기복** : 슬픔과 불안, 공포 등의 감정을 강하게 느낀다.

⑧ **기타 증상** : 수면 부족, 가슴 두근거림, 통증과 열감 등 감각이 예민해지고 식욕 변화가 지속된다.

마음 다스리기

67
장에는 의욕 스위치가 있다

집중력 저하 / 사고력 저하 / 심한 감정 기복 / 짜증 / 장 트러블

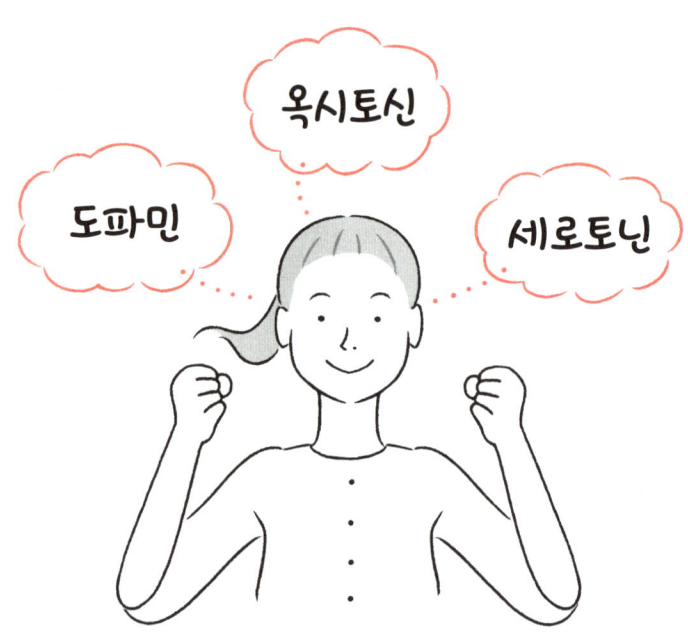

- 함께 읽어요 - 38 정신 건강에 좋은 바나나의 '트립토판' → 100쪽

세 가지 행복 호르몬

의욕이 생기지 않아 그저 시간을 허비하고 있지 않은가? 의욕이 떨어지고 무기력을 느끼는 원인은 사람마다 다른데 수면 부족이나 심신의 피로가 그 원인일 수 있다. 이런 상황에서는 억지로 기합을 넣거나 안간힘을 다해 버티려 애쓰기보다는 자율신경을 다스려 의욕을 되찾는 것이 더 효과적이다.

인간에게는 감정과 의욕에 영향을 미치는 뇌 신경전달물질이 있다. 이 물질이 부족하면 의욕이 생기지 않게 되는데, 그 **대표적인 것이 바로 '도파민', '옥시토신', '세로토닌'이다.**

이 세 물질은 행복 호르몬이라 부르기도 하며, 자율신경과 깊은 관련이 있다.

도파민의 원료인 비타민은 장내 유익균에서 생성된다. 그래서 **장내 환경이 나빠져 유해균이 증가하면 의욕이 생기지 않고 무기력증을 느끼는 등의 가벼운 우울 상태에 빠지게 된다. 다시 말해, 의욕 스위치가 장에 있다고도 말할 수 있는 것이다.**

예로부터 동양의학에서는 위를 중심으로 몸을 다스리는 사고방식을 중요하게 여겨왔다. 하지만 최근에는 과학이 발달하면서 '장과 뇌'의 관계에 크게 주목하고 있다.

장을 다스리면 의욕이 생긴다

장을 건강하게 만들려면 우선 장내 환경을 개선시키는 식사가 중요하다. 이 책 3장에서 소개하는 내용을 실천해 보자. 그 밖에도 복식 호흡(28쪽)이나 요가에서 하는 호흡법은 배의 속 근육을 자극해 장을 정상적인 위치로 되돌릴 수 있게 도와준다.

또한, **장과 다리의 혈류는 밀접하게 연결되어 있으므로 운동을 하거나 다리 관절(발목, 무릎, 고관절)을 따뜻하게 유지하는 것도 장 건강에 효과적이다.** 의욕을 끌어 올리고 싶을 때는 이러한 방법으로 장을 돌보도록 한다.

마음 다스리기

68

스트레스에 좋은 '노래', '웃음', '눈물'

스트레스 / 식욕 항진 / 고혈당 / 고혈압 / 불면 / 위의 피로 / 감기

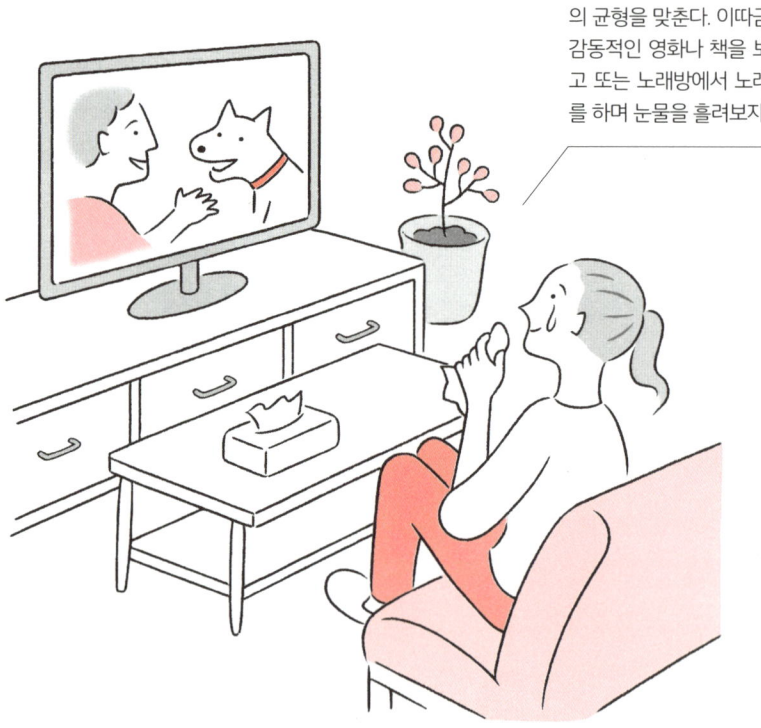

'감정의 눈물'이 자율신경의 균형을 맞춘다. 이따금 감동적인 영화나 책을 보고 또는 노래방에서 노래를 하며 눈물을 흘려보자.

노래는 위에 좋다

'노래', '웃음', '눈물'은 스트레스 해소에 효과적인 행위다.

먼저 동양의학에서는 노래가 '위'에 좋다고 알려져 있다. 스트레스 해소는 물론이고 **복부의 속 근육을 사용하기 때문에 항스트레스 호르몬이 분비되는 장기가 제자리로 돌아가게 된다. 위가 올바른 위치를 찾으면 호르몬 분비도 정상적으로 이루어진다.**

웃으면 면역력이 UP

다음으로 웃음은 우리 몸의 면역력을 높이는 효과가 있다. 이는 암세포나 바이러스 등을 공격하는 NK세포가 활성화되기 때문이다. 당뇨병 환자에게 코미디 공연을 보여 주었더니 식후 혈당 수치 상승이 완만해졌다는 연구 결과도 있다. **정신 건강 측면에서도 스트레스와 관련된 침 속 호르몬의 분비량이 감소했다는** 연구 결과가 있을 정도다.

눈물이 자율신경을 조절한다

마지막으로 눈물의 효과다. 여러분은 최근에 울어본 적이 있는가? 눈물을 흘린 후에는 **스트레스 호르몬인 코르티솔의 혈중 농도가 감소하는 것으로 알려졌다.** 기쁨, 분노, 슬픔, 억울한 감정에서 나오는 '감정의 눈물'은 인간에게만 주어진 특별한 반응이다. 스트레스를 받으면 교감신경이 일시적으로 활성화되어 자율신경의 균형이 깨지는데, 이때 이 감정의 눈물이 자율신경의 균형을 회복시키는 역할을 한다.

정신적으로 힘들 때일수록 이 같은 감정을 잊고 살아가는 사람들이 많다. 그럴 땐 감정을 자유롭게 표출할 수 있는 노래방이나 영화관을 찾는 것도 좋은 방법이다. 울고 싶을 땐 참지 말고 마음껏 울어 보자.

마음 다스리기
69
청소는 마음을 안정시킨다

짜증 / 우울 / 감정 기복 / 사고력 저하 / 집중력 저하

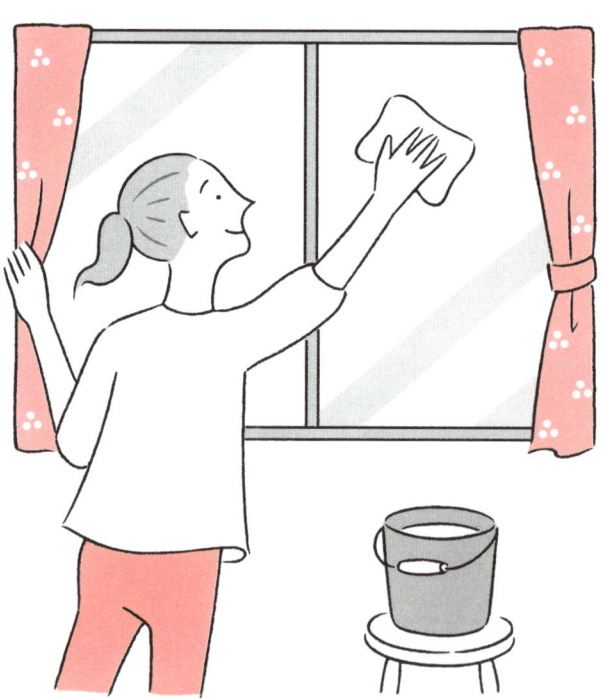

청소에는 스트레스 해소 효과가 있다. 특히 닦는 행위는 개운함을 느끼게 하므로 적극 추천한다.

청소의 다섯 가지 장점

청소를 하면 몸과 마음에 다음과 같은 다섯 가지 장점이 있다.

① **몸을 움직일 좋은 기회**
② **뇌가 활성화된다**
③ **안 좋은 일을 잊고 무념무상이 된다**
④ **몸의 불균형을 초래하는 양이온이 감소한다**
⑤ **성취감을 얻을 수 있다**

또한 **바닥이나 창문을 닦거나, 주방 싱크대를 문지르는 등의 반복 동작은 뇌에서 세로토닌 분비를 촉진해 마음을 진정시킨다.**

좁은 범위부터 청소한다

청소를 통해 마음의 안정을 얻으려면 **성취감을 쉽게 느낄 수 있게 범위를 좁혀 시작하는 것이 중요하다.** 예컨대, 오늘은 어느 한 공간만 청소한다거나 5분 안에 할 수 있는 범위를 정해 청소하는 등 그 기준을 낮추어 시작해 보자. '해냈다!'라는 성취 경험을 쌓는 것이 중요하며 모처럼의 시도가 작심삼일로 끝나지 않게 하는 비결이기도 하다.

그리고 무턱대고 청소하는 것이 아니라 정해진 범위를 얼마나 깨끗하게 할 수 있을지, 몇 분 안에 할 수 있을지 등의 목표를 세우고 즐겁게 시작해 보자. 이렇게 하면 다양한 상황에서 스스로 감정을 조절할 수 있게 된다. 단, 정신적으로 힘든 상태에서는 청소를 즐길 수 없더라도 자신을 탓하지 않는다.

그럴 때는 억지로 청소에서 즐거움을 찾으려 하지 말고 아무 생각 없이 꾸준하게 하는 것만으로도 충분하다.

한편, 정리 정돈은 뇌를 사용하는 복잡한 작업이므로 청소를 어려워하거나 상상만으로도 불편한 마음이 드는 사람이 있을 것이다. 그때는 닦기만이라도 해 보자. **닦는 작업은 단순하고 집중하기 쉬워 기분이 개운해 지는 좋은 방법이므로 추천한다.**

청소를 완벽하게 할 필요는 없다. 그런 완벽주의가 오히려 자신을 몰아붙이는 원인이 된다. 자신에게 맞는 방법으로 자기만의 방식으로 시도해 보자.

마음 다스리기

70

대충, 적당히 하는 법을 배운다

우울 / 스트레스 / 침체 / 불면 / 피로감 / 불안

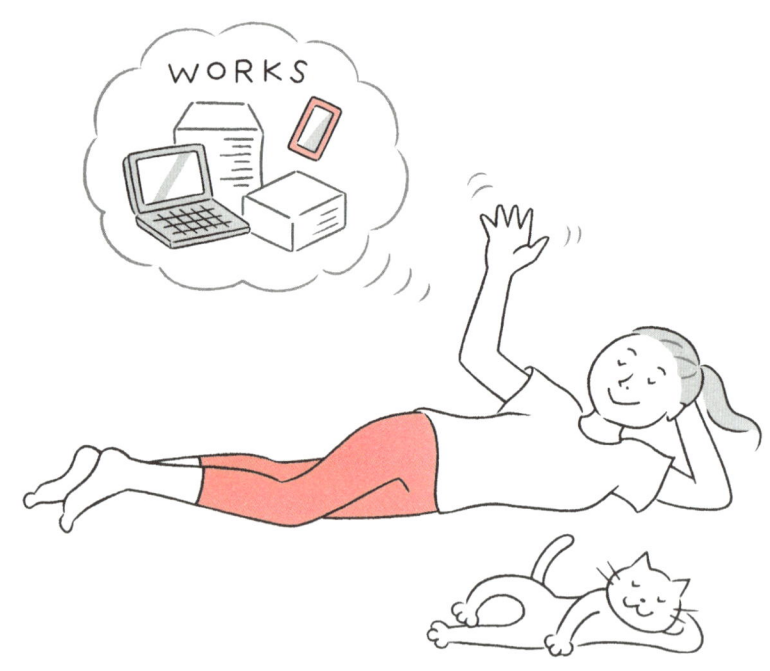

- 함께 읽어요 - 75 소휴, 중휴, 대휴로 휴식을 구분한다 → 178쪽

성실한 사람일수록 우울증에 걸리기 쉽다

우울증에 걸리기 쉬운 사람의 특징 중 하나가 성실하고 진지하다는 것이다. 진지한 성격일수록 스트레스를 정면으로 받아들이기 때문이다. 다른 사람의 이야기를 너무 진지하게 받아들여 스스로 정신적으로 지쳐버리는 것이다.

완벽을 추구하며 자신을 몰아붙이거나 자신과 타인 모두에게 높은 수준을 요구하다가 스트레스를 받는 완벽주의, '나는 우울증에 걸리지 않는다'고 참기만 하는 자존심이 강한 유형도 우울증에 걸리기 쉽다. 이런 사람은 겉으로는 강해 보이지만 오히려 주변 사람들의 평가 때문에 '나는 강해야만 해'하고 자기암시를 건다. 이것이 우울증에 걸리기 쉬운 대표적인 사례다. 그리고 노력파이면서 일을 적당히 하지 못하는 사람도 우울증에 걸릴 위험이 크다.

자신이 이러한 특징에 해당한다면 대충, 적당히 하는 법을 배워 보자. 무슨 일이든 '적당히, 이 정도면 됐어' 하는 마음으로 자신을 너무 몰아붙이지 말자.

기분이 업되고 활동적일 때가 위험

스스로 피로와 스트레스를 느끼고 있으면서 갑자기 기분이 고조되거나 활력을 느낀 적이 있는가? 혹은 무의식적으로 그런 상태에 빠질 때가 있는가? 이것은 달리는 동안 고통을 느끼지 않게 되는 러너스 하이*와 비슷한 현상으로, 이 상태는 그렇게 오래가지 못한다. 체력과 정신력에는 한계가 있기 때문에, 그 이후에는 갑자기 활력이 떨어지는 순간이 온다. 그때 우울한 감정에 휩싸이는 사람이 많으므로 조기에 케어할 수 있도록 명심하자.

주변 사람의 대처도 중요하다. 주변에 이런 징후를 보이는 사람이 있거나 정신적으로 불안정해 보이는 사람이 있다면 힘내라는 말을 삼간다. 본인은 이미 온 힘을 다해 노력하고 있기 때문에 선의에서 건네는 말이라도 부담을 줄 수 있다.

※ 30분 이상 달리면 몸이 가벼워지고 머리가 맑아지면서 경쾌한 느낌이 드는 현상.-옮긴이

마음 다스리기

71

어두운 뉴스로 마음이 불안할 때는

기분 저하 / 우울증 / 무기력 / 불안감 / 짜증 / 얕은 호흡

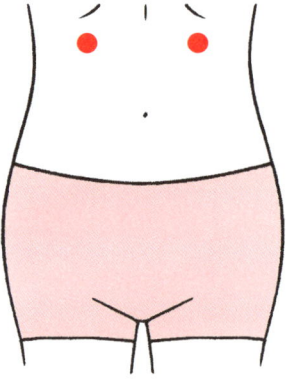

기문
유두 아래, 좌우 갈비뼈 부근에 있다.

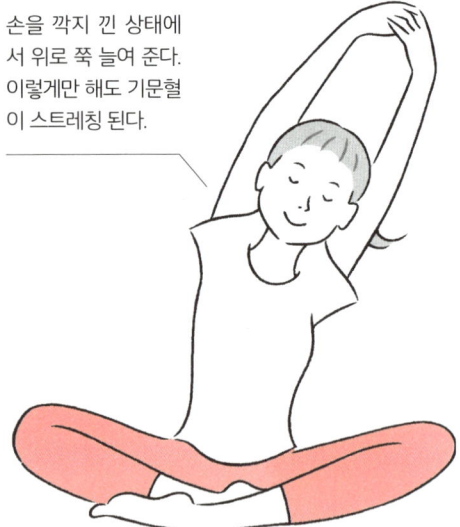

손을 깍지 낀 상태에서 위로 쭉 늘여 준다. 이렇게만 해도 기문혈이 스트레칭 된다.

> 함께 읽어요   25   스트레스에 좋은 혈자리② 기분 저하에 '신문' → 72쪽

컨디션이 나쁠 때는 스마트폰을 사용하지 않는다

스마트폰을 켜면 전쟁, 재난, 팬데믹 등 어두운 뉴스가 꼬리에 꼬리를 물고 떠오른다. 일상에서 충격적인 영상이나 정보를 접하면 자율신경이 불안정한 사람일수록 몸과 마음에 여러 증상이 나타날 수 있다. **특히 부정적인 내용은 심리 상태에 큰 영향을 미치므로 컨디션이 좋지 않을 때는 가능한 한 TV와 스마트폰을 멀리한다.**

어두운 뉴스로 인해 심리적으로 불안할 때는 내관(74쪽), 신문(72쪽), 노궁(234쪽), 백회(30쪽) 등의 혈자리를 자극해 주는 것이 좋다.

스트레스 해소에 효과가 있는 기문혈 스트레칭

좋지 않은 뉴스를 접해 마음이 불안할 때는 '기문'을 늘려 주는 스트레칭을 하자. 기문은 스트레스와 관련이 있는 경락 '간경'에 위치하는 혈자리로, 유두 아래 갈비뼈 부근에 있다. **스트레칭 방법은 다음과 같다. 먼저 양손을 깍지 끼고 위로 쭉 뻗는다. 그 상태에서 3회 심호흡을 한다. 이 동작을 한 세트로 여러 번 반복한다.**

자율신경의 균형이 무너져 여유가 없어지면 몸을 쭉 펴는 동작이 줄어든다. 아침에 일어났을 때, 닫힌 공간에서 개방된 장소로 나갔을 때 또는 피곤할 때 자연스럽게 기지개를 켜 본 경험이 있을 것이다. **이렇게 몸이 무의식적으로 하는 동작은 몸에 좋기 마련이다. 최근에 기지개를 켜지 않았다면 오랜만에 의식적으로 몸을 쭉 펴 보자.** 분명 기분이 좋아질 것이다. 기분이 좋은 것은 몸에 좋다는 신호다.

또한 겨드랑이에는 '간경'과 관계 깊은 경락 '담경'이 지나간다. 양손을 위로 뻗은 상태에서 그대로 몸을 좌우로 기울여 겨드랑이 스트레칭도 함께해 준다. 겨드랑이의 기혈 순환을 개선하는 것도 정신 건강에 좋다. 자연 속에서 하면 더욱 효과적으로 긴장을 풀 수 있다.

마음 다스리기

72

갑작스러운 공황 발작에는 주먹 쥐기 운동

공황 발작 / 두근거림 / 불안감 / 고혈압 / 짜증 / 냉증

욱   빠

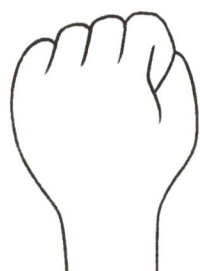
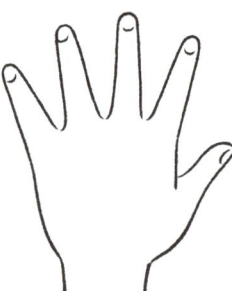

손에 힘을 빼고 주먹을 쥐었다 펴는 동작을 1분 동안 반복한다. 가능한 한 바른 자세로 하며 호흡을 멈추지 않는다.

함께 읽어요   26   스트레스에 좋은 혈자리③ 패닉, 응급 상황에 '내관' → 74쪽

마음을 안정시키는 주먹 쥐기 운동

갑자기 공황 발작이 오거나 심장이 두근거리고 불안감으로 마음이 불안정할 때는 '주먹 쥐기 운동'을 해 보자. **손에 힘을 빼고 가볍게 주먹을 쥐었다 펴는 동작을 1분간 반복하기만 하면 된다.** 이 운동은 혈관 속 일산화질소를 배출하고 혈관을 확장해 몸과 마음을 진정시키는 효과가 있다.

또한 **공황 상태에서는 숨을 길게 내쉬는 것도 효과적이다.** 숨을 내쉬면 부교감신경이 활성화되고 혈관이 확장되어 혈관 속에 일산화질소가 증가한다. **이때 코로 크게 들이마시고 입으로 내쉬는 것이 중요하다.** 횡격막 주변에는 부교감신경이 밀집해 있어서 횡격막을 움직이면 부교감신경이 자극을 받아 혈압이 내려가고 부정맥을 예방하면서 혈관을 확장해 주므로 마음을 진정시키는 데 도움이 된다.

예측할 수 없는 재난 등 갑작스러운 위기 상황에 대비해 마음을 진정시키는 방법을 익혀 두면 생명에 위험한 상황을 피할 수 있다. 주먹을 쥐었다 펴는 운동과 복식 호흡은 어디서나 간단히 할 수 있는 방법이므로 기억해 두는 것이 좋다.

한쪽 코 호흡법

한쪽 코로 호흡하는 방법을 배우면 일산화질소가 더 많이 분비되어 혈관이 쉽게 확장된다. 이것도 복식 호흡의 하나로, 긴급 상황에서는 복잡하고 어려울 수 있으니 평소 스트레스가 쌓였다고 느낄 때 시도해 보자.

① **손가락으로 왼쪽 코를 막고 오른쪽 코로만 3초 동안 숨을 들이마신다.**
② **두 코를 모두 막고 3초 동안 숨을 멈춘다.**
③ **오른쪽 코를 막고 왼쪽 코로만 7초 동안 숨을 내쉰다.**
④ **숨을 내쉰 후에는 다시 3초 동안 숨을 들이마시고 두 코를 모두 막고 3초 동안 숨을 참는다.**
⑤ **마지막으로 오른쪽 코로만 7초 동안 숨을 내쉰다. 이 과정을 여러 번 반복한다.**

마음 다스리기

73

마음의 컵을 스트레스로 가득 채우지 않는다

짜증 / 정서 불안정 / 불안감 / 우울 / 기분 저하 / 집중력 저하

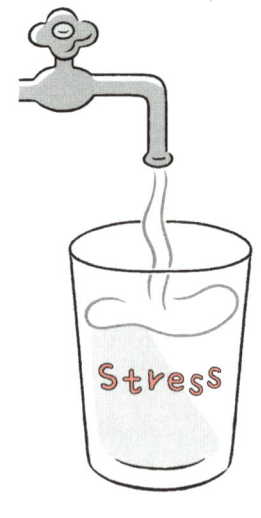

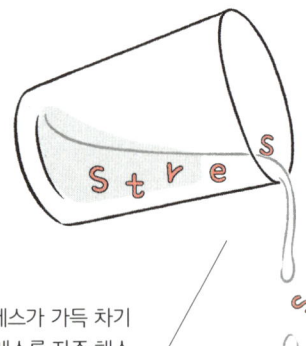

컵에 스트레스가 가득 차기 전에, 스트레스를 자주 해소해 주는 것이 중요하다.

스트레스를 받지 않는 마음가짐

화가 치밀어 순간적으로 폭발하거나 다시 일어설 수 없을 정도까지 우울해지는 등 감정 기복이 심한 사람은 그만큼 평소에 스트레스가 많이 쌓인 경우가 많다.

마음의 여유를 컵에 비유하자면, 스트레스라는 물이 평소에 조금씩 컵에 쌓여 가는 것이다. 마침내 물이 가득 차고 표면장력이 한계에 달하는 순간, 넘치면서 감정이 폭발하게 된다. 그래서 **평소 컵에 물이 가득 차지 않도록 자주 스트레스를 해소하고 물이 차는 속도를 늦추도록 노력해야 한다.**

예컨대, **한숨은 마음을 안정시키는 행위다.** 한숨을 부정적으로 보는 시선이 많은데, 불안한 마음을 가라앉히는 회복 동작이므로 일부러 참을 필요가 없다. 단, 다른 사람의 시선이 신경 쓰인다면, 혼자 있을 때 한숨을 쉬는 등의 방법을 찾으면 된다.

80%만 노력하고 20%는 여유를 가진다

컨디션이 좋을 때라도 자기 능력의 **80% 정도만 발휘하고, 20% 정도는 여유를 가지려 노력해 보자.** 아무리 좋아하는 일이라도 계속해서 100% 능력을 다할 수도 없을뿐더러 결국에는 번아웃 상태에 빠지게 될 것이다. 무리하지 않고 80%의 수준에서 활동을 유지하는 것이 중요하다.

그 밖에도 항상 짜증을 내는 사람과는 거리를 두고, 식사나 목욕을 하는 등 쉬는 시간에는 스마트폰이나 TV 보는 시간을 줄이는 것도 하나의 방법이다.

현대인은 많은 일을 처리하거나 스마트폰과 TV를 보는 시간이 많아 하루 중 대부분의 시간에 교감신경이 활성화되어 있다. **휴식 시간을 충분히 확보하고 그 시간에는 차분한 음악을 듣거나 스트레칭을 해 부교감신경이 활성화될 수 있게 신경 쓰자.**

마음 다스리기

74

(몸과 마음을 잠자기 모드로 바꾸는 밤 습관)

수면장애 / 수면의 질 저하 / 고혈압 / 두근거림 / 긴장형 두통 / 어깨 결림

이상적인 수면 시간은 밤 11시 이전. 그리고 취침 전 7시~11시는 몸이 휴식 모드로 들어가는 시간대.

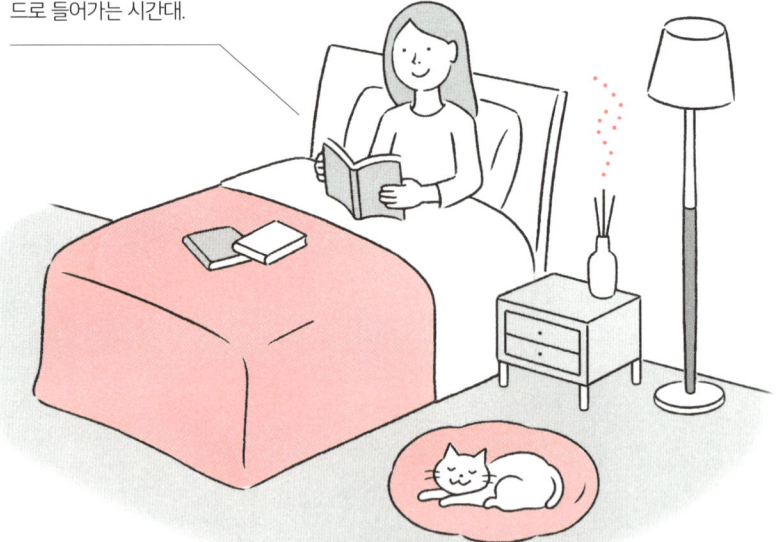

- 함께 읽어요 - 51 밤 11시에 자는 것이 이상적 → 128쪽

휴식 모드로 전환하기 위한 밤 습관

취침 전 준비 시간은 수면의 질을 높이는 시간이다. 하지만 늘 시간에 쫓기고 바쁜 현대인은 부교감신경을 활성화해 휴식 모드로 들어가야 하는 밤에도 여전히 교감신경이 활성화되어 있는 경우가 많다. **가능한 한 몸을 차분히 진정시켜 잠자기 모드로 전환할 수 있게 밤 시간대 습관을 개선하자.**

　동양의학의 '자오류주(26쪽)' 사상에 따르면 저녁 7시~밤 11시 사이는 몸이 휴식하기 위해 준비하는 시간대다.

　지금부터 미래의 건강을 바꾸는 밤 습관 14가지를 소개한다. 자신의 생활 스타일에 따라 할 수 있는 것과 없는 것이 있겠지만, 한두 가지라도 자신에게 맞는 방법을 꾸준히 실천해 보자. 또한 컨디션이 나쁠 때는 추천 습관을 몇 가지 더 추가해 실행해보자. 개선되는 효과가 더욱 나타날 것이다.

밤 습관 14선

① 방을 조금 어둡게 한다.
② 색이 따뜻한 조명이나 간접 조명을 사용한다.
③ 차분한 음악을 낮은 볼륨으로 듣는다.
④ 안정감을 주는 아로마 향으로 방을 채운다.
⑤ 스트레칭이나 요가로 몸과 마음을 이완시킨다.
⑥ 마음이 편안해지는 책을 읽는다.
⑦ 반려동물과 교감해 위안을 받는다.
⑧ 천천히 들이마시고 내쉬며 심호흡을 한다.
⑨ 야식이나 술은 취침 3시간 전에 끝낸다.
⑩ 취침 1시간~1시간 30분 전에 목욕한다.
⑪ 취침 30분~1시간 전부터 배를 따뜻하게 한다.
⑫ 취침 1시간 전부터는 스마트폰이나 컴퓨터를 보지 않는다.
⑬ 자신에게 효과적인 혈자리를 자극한다.
⑭ 밤에는 복잡한 생각을 하지 않는다.

마음 다스리기

75

소휴, 중휴, 대휴로 휴식을 구분한다

모든 증상과 관련

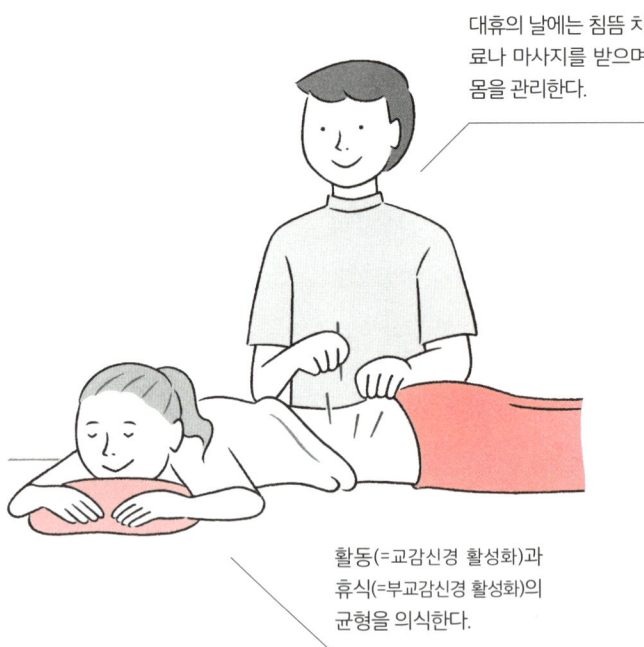

대휴의 날에는 침뜸 치료나 마사지를 받으며 몸을 관리한다.

활동(=교감신경 활성화)과 휴식(=부교감신경 활성화)의 균형을 의식한다.

- 함께 읽어요 · 84 · 무기력증은 쉬어야 한다는 신호 → 198쪽

휴식 방법을 재점검하자

잘 쉬는 사람이 높은 수준의 삶을 유지할 수 있고 자신의 잠재력을 최대한 발휘할 수 있다. 최근 집중력이 오래 가지 않거나 좋은 아이디어도 떠오르지 않고 건망증이 심해졌으며, 이유 없이 자주 컨디션이 나빠지지는 않는가? 만약 이런 증상으로 고민하고 있다면 휴식 방법에 변화를 주는 것은 어떨까? **필자가 추천하는 방법은 휴식을 '소휴', '중휴', '대휴' 3단계로 나누어 구분하는 것이다.**

소휴

- 하루 10분 혼자 멍하니 있는 시간을 갖는다.
- 책상에 앉아 일하는 도중, 20분에 한 번씩 먼 곳을 바라본다. 물을 한 모금 마신다. 자세를 바르게 고쳐 앉는다.
- 책상에 앉아 일하는 도중, 1시간에 한 번 심호흡하거나 스트레칭을 한다.
- 하루 15~30분 정도 낮잠을 잔다.

중휴

- 수면 시간을 7~8시간 확보한다.
- 저녁 7~밤 11시는 휴식을 하며 여유롭게 시간을 보낸다.
- 쇼핑을 하거나 영화를 보며 스트레스를 해소한다.
- 정시에 퇴근하는 날을 정한다.

대휴

- 1주일에 하루는 일하지 않는 날을 만든다.
- 침뜸 치료나 추나요법 등 전문가의 케어를 받는다.
- 몸이 쉴 수 있게 연차를 활용한다.
- 바쁜 달이 계속되면 업무 강도를 낮추는 달을 만든다.

운동과 휴식은 세트

휴식보다 몸을 움직이는 것이 더 좋은 사람은 '운동+케어'를 해 보자. 운동은 매우 좋은 습관이지만 작은 피로만 쌓여도 자율신경의 균형이 깨질 수 있으므로 주의가 필요하다. 체력에 자신이 있는 사람일수록 어느 날 갑자기 심각한 증상이나 병이 찾아 올 수 있으므로 평소에 휴식과 케어를 실천해 보자.

마음 다스리기 76

깨물근 마사지와 목빗근 스트레칭

목 · 어깨 결림 / 불면 / 이명 / 난청 / 부비동염 / 스트레스

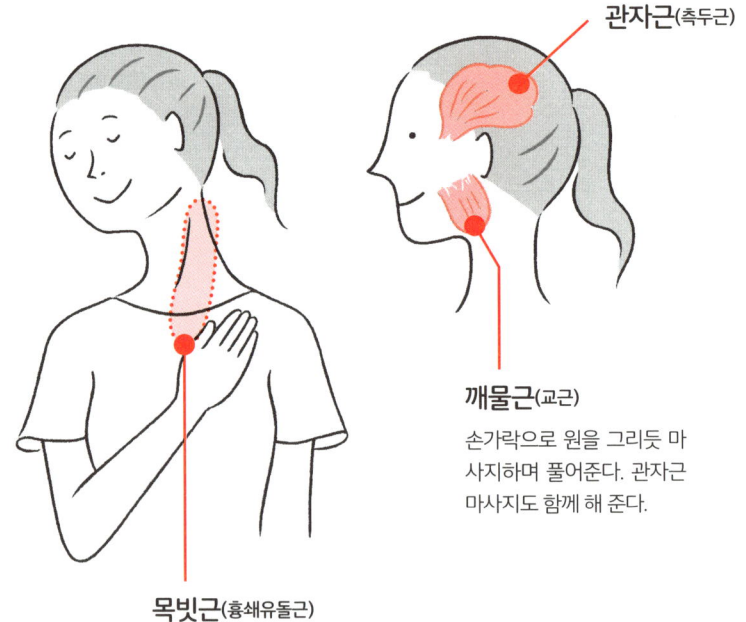

관자근(측두근)

깨물근(교근)
손가락으로 원을 그리듯 마사지하며 풀어준다. 관자근 마사지도 함께 해 준다.

목빗근(흉쇄유돌근)
빗장뼈(쇄골) 중간 지점을 둘째손가락과 셋째손가락 전체로 가볍게 누르면서 턱을 반대쪽 대각선 방향으로 들어 올린다. 천천히 3회 정도 심호흡을 하면서 스트레칭 되는 것을 느껴 보자.

- 함께 읽어요 23 팔자 주름과 피부 처짐, 부종에 '하관' → 68쪽

이를 악무는 것은 스트레스의 신호

스트레스가 쌓인 사람은 무의식적으로 이를 악무는 버릇이 있다. 이따금 자신이 힘주어 이를 악물고 있지 않은지 확인해 보자. 이것을 의식만 해도 근육과 치아, 스트레스에 대한 부담이 크게 줄어든다.

그리고 턱의 깨물근 마사지를 해 준다. 깨물근은 뺨 아래쪽에 손을 대고 이를 맞물면 볼록하게 만져지는 근육이다.

이 부위를 **둘째, 셋째, 넷째 세 손가락의 지문 부분을 이용해 원을 그리듯 마사지한다. 5mm 정도 눌러 자극한다는 느낌으로 원을 그리며 실시한다.**

또한 깨물근과 함께 관자근을 마사지해 주면 더욱더 효과적이다. 이 근육은 관자놀이 부위에 있으며 이 부위도 씹을 때 근육이 튀어나온다. 스트레스가 심하거나 턱관절 장애, 두통, 집중력 저하, 머리 무거움, 목 어깨 결림, 이명, 난청, 현기증, 불면증이 있는 사람에게 관자근 마사지를 추천한다.

목빗근 스트레칭

이를 악무는 습관을 관리하는 효과적인 방법으로 목빗근 스트레칭이 있다. 목빗근은 목의 옆을 따라 내려가는 근육으로, 목과 어깨 결림, 이갈이, 두통, 머리 무거움, 얕은 호흡, 불면증, 새우등이나 말린 어깨, 턱 처짐, 이명, 난청, 부비동염이 있는 사람에게도 추천한다.

① **오른쪽 빗장뼈의 중간 지점을 둘째손가락과 셋째손가락 전체로 가볍게 누른다.**
② **턱을 왼쪽 위 방향으로 비스듬히 들어 올리고 천천히 3회 호흡을 한다.**
③ **턱을 원래 위치로 돌린 후 반대쪽도 똑같이 늘여 준다. 양쪽을 2~3회씩 반복한다.**

마음 다스리기

77

슬플 때일수록 심호흡을

기분 저하 / 우울증 / 소화 흡수 저하 / 거친 피부 / 비염 / 등 결림

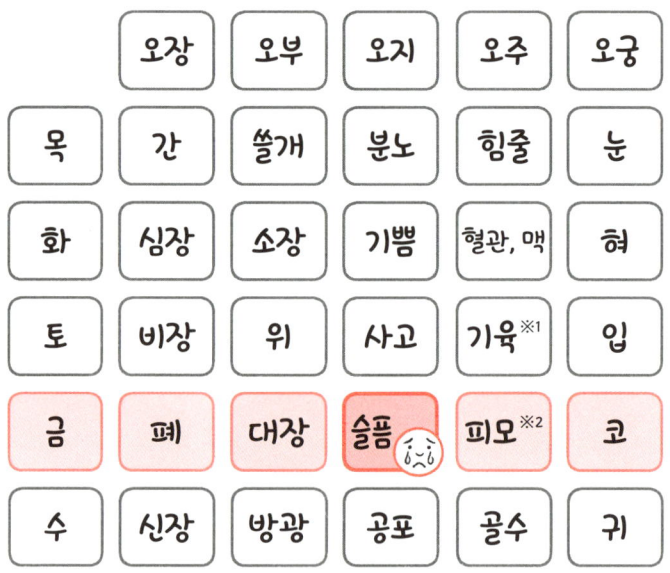

오행 색체표
오행과 장기(오장·오부), 감정(오지),
신체 부위(오주·오궁)의 관계

※1 기육 : 주로 근육과 피하 조직을 의미.
※2 피모 : 피부와 솜털, 땀샘, 피지선(피지샘)을 포함한 피부 표층.

슬픔은 폐와 관계가 깊다

동양의학에서 만물이 목, 화, 토, 금, 수, 이렇게 다섯 가지 요소로 이루어져 있다고 생각하는 사상을 '오행설'이라 한다. **오행설에서는 감정(오지)과 장기(오장·오부)도 다섯 가지로 나누는데 슬픔은 폐, 장과 깊은 관련이 있다.**

예컨대, 슬퍼서 훌쩍이다 보면 호흡이 얕아지고 호흡이 얕아지면 복부의 속근육이 제 기능을 못 하게 된다. 복부 속근육 중 하나인 '골반바닥근'은 위와 내장을 아래에서 지지하는 근육인데 이 근육이 제대로 역할을 하지 못하면 내장이 처지고 기능이 저하된다. 장에서 분비되는 세로토닌은 감정(정신)적 안정에 관련이 있는 호르몬이다. **따라서 호흡이 얕아지기 쉬운 슬플 때일수록 심호흡을 하자.**

슬픔은 바른 자세를 무너뜨린다

우울증이 발병하는 원인 중 하나로 세로토닌의 분비 저하를 꼽는다. 세로토닌은 바른 자세와도 관계가 있기 때문에 정신적으로 우울한 사람은 자세도 좋지 않다. 세로토닌의 분비와 감정, 안정된 자세의 관계는 그 반대로도 발생할 수 있다(즉, 나쁜 자세가 세로토닌 분비량을 저하해 우울한 감정을 느낀다).

반대로 말하면, **자세가 좋아지면 세로토닌의 분비량이 증가한다는 뜻이다. 그러므로 자세를 바르게 유지하기 위해 골반바닥근을 강화하고 심호흡과 복식 호흡(28쪽)을 습관으로 만들자.**

폐(호흡) 기능이 떨어지면 관련된 모든 기능이 저하된다. 슬픔이나 우울한 감정뿐 아니라 영양 흡수의 저하, 아토피나 여드름 등의 피부 트러블, 비염 등이 나타날 수 있다. 이것은 모두 자율신경과 관련된 증상이다.

184

마음 다스리기

78

행복 호르몬 '세로토닌'을 늘리는 식품

짜증 / 불면증 / 갱년기 장애 / 의욕 저하 / 우울증

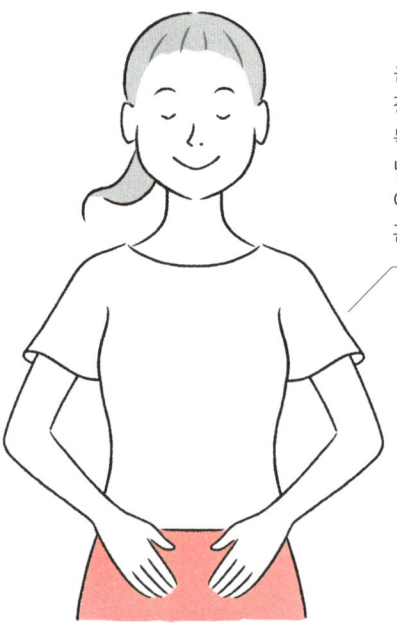

음식으로 섭취한 트립토판은 장내에서 낮에는 세로토닌(행복 호르몬)으로, 밤에는 멜라토닌(수면 호르몬)으로 전환된다. 이 순환은 생체 시계와도 깊은 관련이 있다.

- 함께 읽어요 - 67 장에 의욕 스위치가 있다 → 162쪽

식사로 세로토닌 분비를 촉진한다

행복 호르몬 중 하나인 '세로토닌'은 정신 안정과 관련이 있다. 이 호르몬은 스트레스, 자세, 감정 조절에 관련이 있는데, 분비량이 감소하면 불면증, 갱년기 장애, 의욕 저하, 협조성 부족, 우울증 등의 증상이 나타날 수 있다.

식사를 통해 이러한 세로토닌 분비를 늘려 보자. 세로토닌은 장에서 만들어진다. 그 재료로 필수 아미노산인 '트립토판'이 필요하다. 트립토판은 체내에서 합성되지 않기 때문에 음식으로 섭취해야 한다. 음식을 통해 섭취한 트립토판은 낮에는 세로토닌으로, 밤에는 수면 호르몬인 멜라토닌으로 변환된다.

트립토판이 풍부한 식품

트립토판을 많이 함유한 식품을 소개한다. 주로 콩류 제품(두부, 낫토, 된장, 간장 등), 유제품(치즈, 우유, 요구르트 등), 쌀과 옥수수 등의 곡류 그밖에 땅콩과 달걀, 깨, 바나나 등에 들어 있다. 육류와 생선에도 트립토판이 풍부하게 들어 있지만 동물성 단백질에 들어 있는 트립토판은 단독으로 섭취하면 흡수율이 높지 않다.

동물성 단백질에 포함된 트립토판을 효과적으로 흡수하려면 탄수화물(곡류, 감자류, 과일 등)과 비타민B_6(연어, 고등어, 꽁치, 닭가슴살, 쏠지게미, 참깨 등)를 함께 섭취하는 것이 좋다. 이 식품들을 균형 잡힌 식단에 활용해 보자.

한편, 아무리 몸에 좋은 식품을 섭취해도 체내로 흡수하지 못하면 아무 의미가 없다. 위가 약한 사람은 이를 개선하기 위해 노력할 필요가 있다. 예컨대, 족삼리(58쪽)와 복부 주변의 혈자리에 뜸 뜨기, 목욕하기, 스트레스 발산하기, 올바른 식사 습관 지키기, 찬 음료를 너무 많이 마시지 않기 등 이러한 노력을 게을리하지 않아야 한다.

마음 다스리기

79

많은 혈자리가 모인 눈 주변을 따뜻하게 한다

스트레스 / 눈의 피로 / 다크서클 / 안구건조증 / 침침한 눈 / 짜증

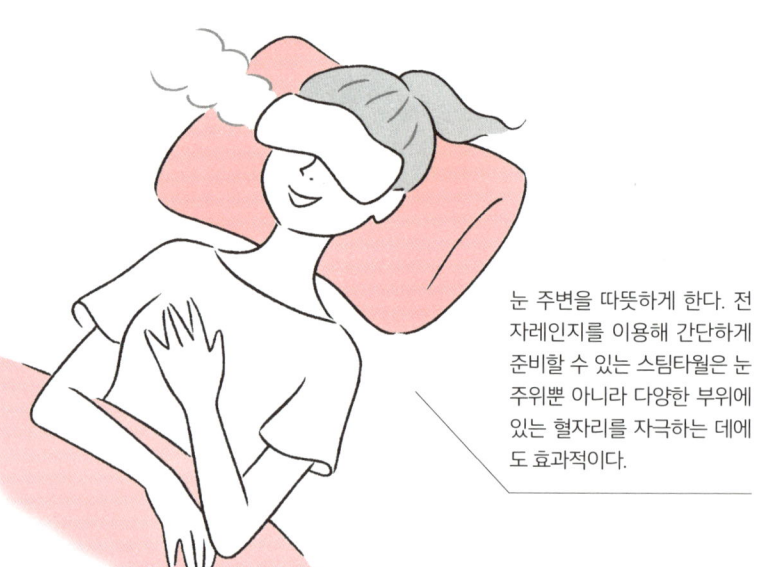

눈 주변을 따뜻하게 한다. 전자레인지를 이용해 간단하게 준비할 수 있는 스팀타월은 눈 주위뿐 아니라 다양한 부위에 있는 혈자리를 자극하는 데에도 효과적이다.

스팀타월로 한숨 돌리기

눈 주위에는 혈자리가 많은데 특히 안과 의사를 울린다고 할 정도로 눈 건강에 좋은 '태양혈(234쪽)'과 미용에 효과적인 '사백혈(66쪽)'이 대표적이다. **스트레스를 해소하고 싶을 때는 눈 주위 전체를 따뜻하게 해 주는 것이 좋으며, 수면 부족으로 인한 눈 밑 다크서클이나 눈의 피로, 안구 건조증, 침침한 눈에도 매우 효과가 뛰어나다.**

이때 추천하는 방법이 바로 집에서 만든 스팀타월이다. 타월을 물에 적셔 가볍게 짜낸 후 랩으로 감싼다. 500~600W의 전자레인지에서 30~60초 정도 가열하면 된다. 얼굴은 특히 민감한 부위이므로 화상을 입지 않도록 주의를 기울인다.

혈액순환 부족으로 생긴 푸른 다크서클에 효과적

스팀타월은 눈 밑 다크서클에도 효과가 있다. 다크서클은 여러 종류가 있는데 그중에서도 혈액순환이 불량해 생긴 푸른 다크서클은 셀프케어로 개선이 가능하다. 푸른 다크서클은 혈류 부족이 원인이므로 불면증, 지나친 눈 사용, 나쁜 자세 등으로 발생한다. 가벼운 운동, 침뜸, 마사지도 효과적이다.

그밖에 검은 다크서클은 노화로 인해 아래 눈꺼풀의 지방이 처져서 생기기 때문에 표정근 운동이 필요하다. 갈색 다크서클은 눈 주변의 피부에 가해지는 자극이나 자외선으로 인해 생긴다. 이것들은 셀프케어만으로는 개선이 어려우므로 예방이 더욱 중요하다.

> 미국 검안 협회와 안과학회는 눈의 피로를 줄이는 방법으로 '20-20-20 규칙'을 제안하고 있다. 이 방법은 20분에 한 번, 20초 동안, 20피트(약 6m) 이상 떨어진 곳을 보며 휴식을 취하는 것이다. 창문 너머로 멀리 있는 풍경을 바라보며 눈의 피로를 예방한다. 만약 창밖을 볼 수 없는 환경이라면 실내에서 최대한 먼 곳을 보는 것도 좋은 방법이다.

마음 다스리기

80

흥분계의 증상에는 물의 힘을 빌린다

짜증 / 불안 / 초조 / 두근거림 / 긴장성 두통 / 집중력 저하

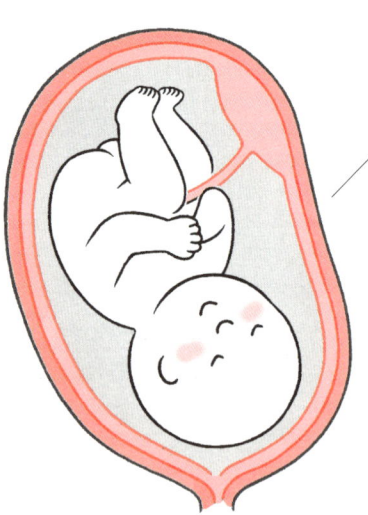

아기가 엄마의 뱃속에 있을 때는 양수(=물)에 잠겨 있다. 생명의 근원인 물은 활성화되어 있는 교감신경을 진정시키는 데 효과적이다.

- 함께 읽어요 - 2 목욕을 한다 → 24쪽

물에 몸을 담그면 심박수가 내려간다

짜증이나 불안, 초조, 두근거림 등 교감신경이 활성화되어 흥분과 긴장 상태에 놓여 있을 때는 생명의 근원인 물의 힘을 빌린다.

인간의 몸은 온도가 적당한 물에 닿으면 그 즉시 심박수가 감소한다. 왜냐하면 코와 부비강에 있는 수용체가 반응해 몸이 안정감을 느끼기 때문이다. 이것을 '포유류의 잠수 반응'이라 하며, 심박수가 10~25% 정도 감소한다고 한다.

이를 활용해 추천하는 방법으로는 **전신욕이 있다. 목욕할 때 얼굴을 제외한 몸 전체를 욕조에 담그는 것이다. 이때 가능하다면 몇 초 정도 얼굴까지 포함해 온몸을 욕조에 담가 보자.**

양수에 잠겨 있던 엄마의 뱃속 환경과 비슷한 상태를 만들어 주면 몸과 마음 모두 편해지는 것을 느낄 수 있을 것이다. 이 방법은 흥분과 관련된 증상이나 긴장성 두통, 기압의 급격한 상승으로 일어나는 증상을 완화하는 데 효과적이므로 기억해 두자.

욕조에 머리까지 담그기가 위생적인 면에서 걱정이 되거나 바빠서 시간을 내지 못한다면, 미지근한 물로 얼굴을 씻기만 해도 효과를 볼 수 있다. 기분 전환을 하고 싶거나 운동을 마친 후에 얼굴을 시원하게 씻고 싶을 때가 있을 것이다. 많은 사람들이 무의식적으로 이 방법을 실천하고 있는 것이다.

음이온의 치유 효과

물의 힘이라고 하면 강, 바다, 폭포와 같은 자연의 물소리와 음이온을 들 수 있다. 이러한 요소는 생각을 긍정적으로 만들고 마음을 안정시키는 데 효과적이라는 사실이 알려져 있다. 자동차나 대중교통, 일, 학교에서 사용하는 컴퓨터, 휴대전화, TV, 전자기기 등 양이온이 많은 환경에서는 컨디션에 문제가 생길 수 있다. 가끔 시간을 내어 물이 풍부한 자연을 찾아 음이온을 흡수하며 몸과 마음을 쉴 수 있게 하자.

제 **6** 장

계절과 날씨에 따라 관리하는 자율신경

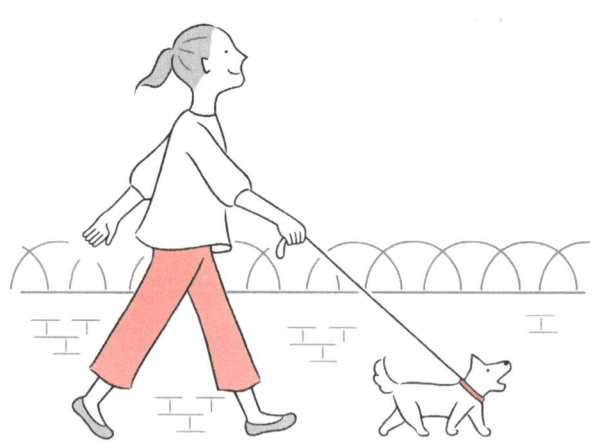

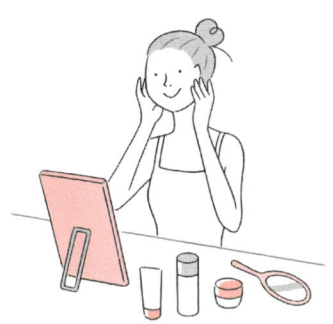

'저기압 때문에 힘들다', '매년 겨울이면 컨디션이 나쁘다'…….
계절이나 기후 변화로 인한 증상에는 사전 대비가 매우 중요하다.
1~5장에서 소개한 셀프케어와 함께 계절에 맞는 관리와
식품을 활용하면, 1년 내내 좀 더 건강하게 지낼 수 있다!

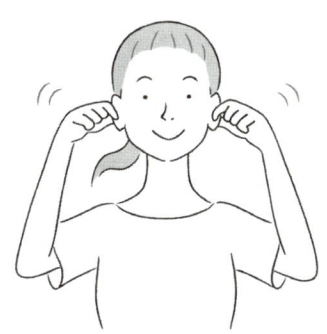

계절·날씨 관리

81

매년 반복되는 증상은 2~3개월 전부터 대비

매년 반복되는 증상 / 기상병 / 온도 차 피로 / 온도 차 알레르기

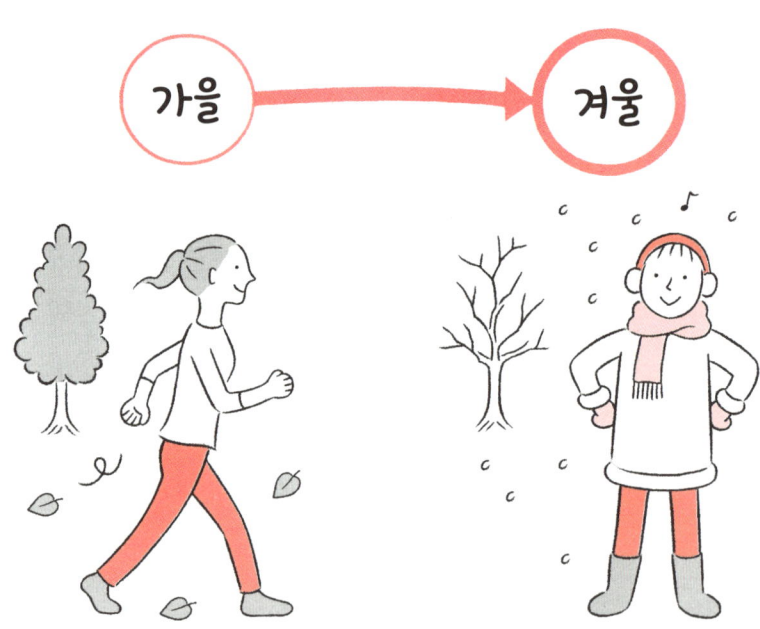

동양의학에서는 '상생 관계'라는 개념이 있어서 이전 계절에 실천한 건강관리가 다음 계절에도 좋은 영향을 미친다고 한다.

- 함께 읽어요 - 기상병에 '예풍' → 76쪽

반복되는 증상에는 선제 대응

매년 같은 계절에 나타나는 증상은 2~3개월 전부터 대비한다. 문제가 있는 증상이 나타난 후에 대처하기보다 컨디션이 나빠지기 전에 관리하는 것이 중요하다.

예컨대, 가을에 철저하게 건강을 관리하면 그 효과는 겨울까지 좋은 영향을 준다. 매년 겨울에 냉증과 허리 통증 등이 악화해 고생하는 사람이 많은데, 이런 경우에는 가을철에 그 계절에 맞는 호흡법과 운동 등으로 건강을 관리하면 혈액순환이 개선되어 더 좋은 컨디션으로 겨울을 맞을 수 있다. 그런 다음 겨울이 되었을 때 다시 겨울에 맞는 관리로 전환해 생활하면 냉증과 허리 통증이 잘 생기지 않는다. 만약에 증상이 나타나더라도 가벼운 수준에 머물기 때문에 생활에 큰 영향을 주지는 않는다.

특히 환절기(18일간)(222쪽)에는 그 시기에 맞는 건강 관리에 힘쓰자. 무엇이든 빠른 행동이 중요하다. 먼저 앞서서 대비하는 자세가 필요하다.

저기압으로 인한 증상도 미리 대비해야

기상병이나 온도 차에서 오는 피로로 어려움을 겪는 사람이 많은데, 기압이나 기온의 변화로 생기는 불편한 증상에 대한 대비도 크게 다르지 않다. 실제로 그 문제가 나타나기 전에 준비하는 것이 중요하다. 이를 위해서는 문제의 증상이 심한 시기를 파악해 둔다. 가령 **기압 변화가 심한 당일인지 아니면 하루 전이나 2~3일 전인지를 알아 둔다.** 날씨 예보뿐 아니라 기온과 기압의 변동을 쉽게 확인할 수 있는 애플리케이션도 있으니 적극적으로 활용하자.

항상 증상이 나타나기 며칠 전부터 잘 관리하면 문제가 크게 생기지 않거나, 상당 부분 완화할 수 있다. 대비를 했음에도 증상이 발현된다면 '기압 탓이야' 하고 몸을 쉬게 하는 것도 하나의 방법이다.

계절·날씨 관리

82

활동하기 좋은 봄일수록 무리하지 않는다

짜증 / 눈의 문제 / 다리 경련 / 권태감 / 우울증 / 생리 트러블

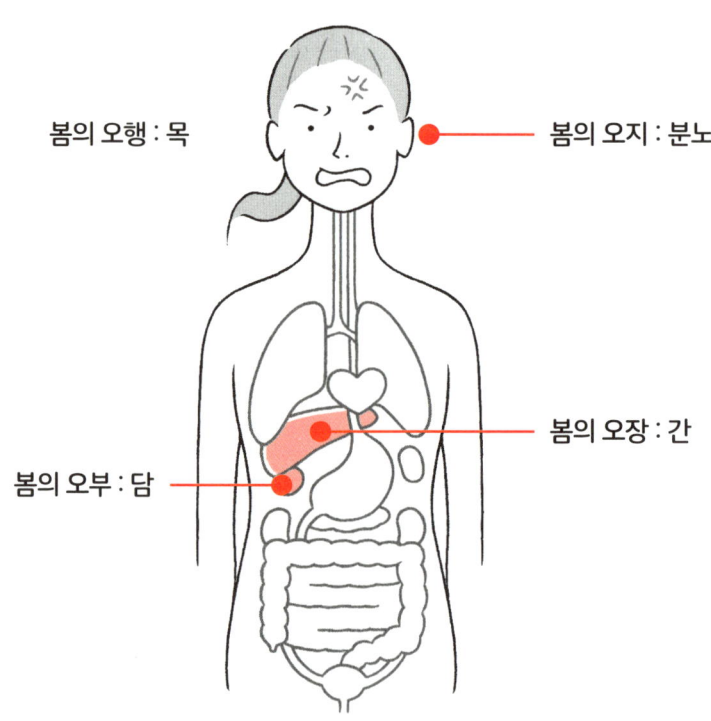

봄의 오행 : 목
봄의 오지 : 분노
봄의 오장 : 간
봄의 오부 : 담

- 함께 읽어요 - 83 봄철 권장 식품 → 196쪽

봄철 건강을 위해서는 무리하지 않는다

입춘(2월 4일경)에서 입하(5월 5일경)까지의 절기가 달력상의 봄이다. 기온이 점차 상승하면서 긴장과 흥분 작용을 담당하는 교감신경이 활성화되기 때문에 몸이 건강하다면 움직이기 편해지는 계절이다.

입학이나 취업 등의 이벤트, 이동, 이사가 많은 시기로 새로운 도전을 마음먹는 사람도 많은데, 이때 무리를 하면 몸의 균형이 깨질 수 있다. 너무 열심히 해서 기혈을 지나치게 소모해 버리면 이후 우울증이나 무기력증(198쪽)이 생길 위험이 크다.

교감신경이 활성화되는 봄의 건강관리는 장마철을 지나 여름철 더위까지 영향을 미친다. 날씨가 좋고 몸도 움직이기 좋은 계절이라 의욕이 앞선 나머지 무리할 가능성이 크다. **봄에는 무리하지 말고 적당히 쉬면서 활동하도록 하자. 10분이라도 혼자만의 시간을 갖거나 여유롭게 산책을 하자. 스트레칭으로 몸을 이완시키**고 심호흡하며 다음 페이지에서 소개하는 식이요법으로 봄철 컨디션을 잘 다스린다.

간과 혈의 계절

봄은 오장 중 '간'과 깊은 관련이 있다. 간은 혈을 생성하는 역할을 하는데, 동양의학에서 말하는 혈은 혈액뿐 아니라 영양과 호르몬의 작용까지를 포함한다. 간이 약해지거나 혈이 부족하면 심리적 문제, 눈, 손톱, 근육, 생리 트러블, 권태감, 짜증 등의 증상이 나타나는 것이 특징이다. 봄에는 이러한 문제가 자주 발생한다.

혈 생성을 돕기 위해서는 수면이 중요하므로 봄에는 특히 밤을 새우거나 수면 시간을 줄여서는 안 된다. 내장은 누움으로써 휴식을 취할 수 있다. 가능하면 밤 수면 시간 이외에도 낮에 10~15분 정도 시간을 내 누워서 낮잠을 자는 것이 좋다. 간의 이상과 혈의 부족으로 인해 봄이 왔을 때 갱년기 장애가 악화하는 사람이 많다.

계절·날씨 관리

83

봄철 권장 식품

짜증 / 눈의 문제 / 다리 경련 / 권태감 / 우울증 / 생리 트러블

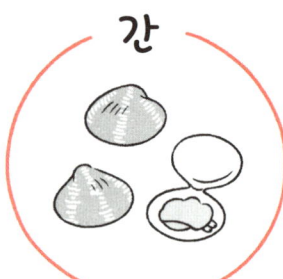

간을 보강하는 식품 = 간, 모시조개, 바지락, 오징어, 국화꽃, 토마토 등.

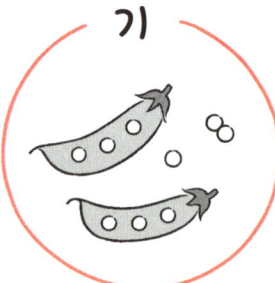

기의 순환을 좋게 하는 식품 = 메밀, 완두콩, 양파, 락교, 귤, 오렌지, 재스민 등.

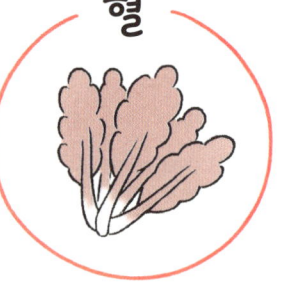

혈을 보충하는 식품 = 당근, 시금치, 포도, 리치, 간, 오징어, 문어, 건포도, 땅콩, 검은깨 등.

- 함께 읽어요 - 71 어두운 뉴스로 마음이 불안할 때는 → 170쪽

간을 건강하게 하는 식품

봄은 오장 중 '간'과 관계가 깊은 계절이다.

간을 건강하게 하는 식품에는 간과 모시조개, 바지락, 오징어, 국화꽃, 토마토(88쪽) 등이 있다. 이 식품들을 균형 잡힌 식사에 추가해 간의 기능을 안정시키자.

혈을 보충하는 식품

봄은 혈이 부족하기 쉬운 계절이기도 하다. 혈이 부족하면 간에 이상이 생길 수 있다. **혈을 보충하기 위해서는 당근(96쪽), 시금치, 포도, 리치, 간, 오징어, 문어, 건포도, 땅콩, 검은깨** 등을 섭취한다. 건포도와 땅콩은 오후 3시 간식으로 추천한다.

동양의학에서 혈의 부족을 '혈허'라고 하는데, 손톱의 색이 나빠지고 잘 부러지거나 갈라지는 등 손톱에 문제와, 머리카락이 빠지고 쉽게 상하며 흰머리가 늘어나는 등 머리카락에 문제가 생기기 쉽다. 손톱과 머리카락에 혈허의 징후가 보이는 사람은 봄철이 아니더라도 이 식품들을 적극적으로 섭취하자.

기의 순환을 좋게 하는 식품

봄은 화를 내기 쉬운 계절이다. 기의 순환이 나빠져 쉽게 짜증이 나는 상태를 동양의학에서는 '기체'라고 한다. **기체에는 메밀(110쪽), 완두콩, 양파, 락교, 귤(98쪽), 오렌지, 재스민** 등을 섭취한다. 기의 순환을 개선하는 데 도움이 될 것이다.

> 혈허의 경우에는 '혈해(64쪽)', 기체의 경우는 '태충(70쪽)'에 뜸을 뜨고 혈을 지압해 자극하면 효과가 있다. 여유가 된다면 손을 깍지 끼고 위로 쭉 펴서 '기문' 스트레칭(170쪽)까지 해주면 훌륭한 건강관리 세트가 완성된다.

계절·날씨 관리

84

무기력증은 쉬어야 한다는 신호

기분 저하 / 나른함 / 졸음 / 무기력증 / 우울증 / 짜증

무기력증은 쉬어야 한다고 몸이 보내는 신호다. 충분히 쉬고 너무 무리하지 말고 적당히 손을 놓는 것이 중요하다.

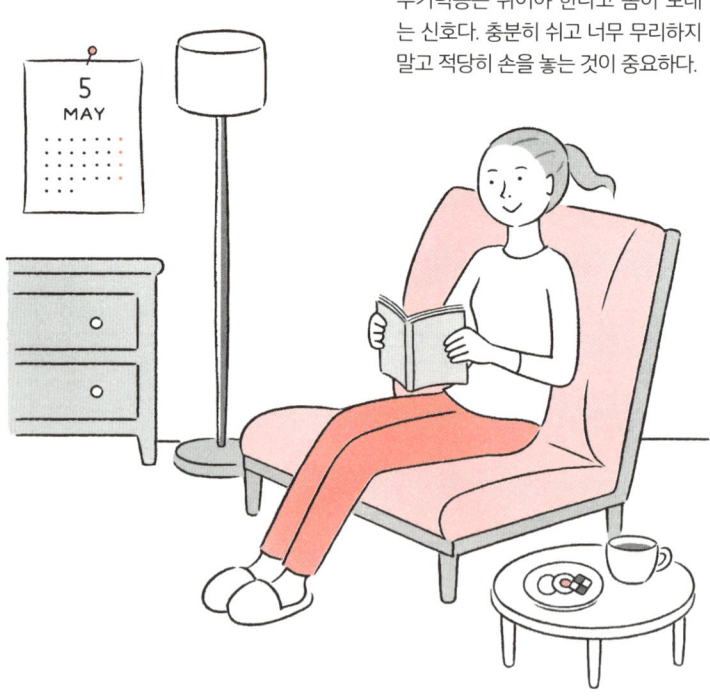

- 함께 읽어요 - 70 대충, 적당히 하는 법을 배운다 → 168쪽

무기력증은 자책할 필요가 없다!

새로운 생활이 시작되는 봄은 이사가 늘고, 생활환경과 인간관계에 변화가 생기는 계절이다. 익숙하지 않은 새로운 환경에서 계속 애를 쓰다 보면 어느 순간 몸과 마음에 한계가 찾아온다.

이 시점에 몸과 마음이 스스로 스위치를 끄고 기능을 멈추는 상태가 바로 무기력증이다. 몸이 무겁고 기분이 우울하며, 졸음과 무기력증을 느끼는 등 '휴식 모드'인 부교감신경이 활성화 상태에 놓인다. **다시 말해, 무기력증은 무의식적으로 한계를 자각하고 쉬고 싶다는 몸의 신호다. 이 신호가 나타났을 때는 충분히 쉬는 것이 중요하다.**

특히 '새로운 환경에서 열심히 하자!'라고 의욕을 불태우거나, '컨디션이 안 좋지만 새해니까 무엇 하나 대충할 수 없어!'라며 무리를 하는 사람일수록 무기력증에 걸리기 쉽다. **자신은 물론이고 가족과 친구, 직장 동료의 상태를 살펴보자. 만일 무기력증에 빠진 사람이 있다면 절대 비난하지 말고 '열심히 했으니 상을 받을 자격이 충분해'라고 칭찬해 주자. 다시 말하지만 무기력증에는 휴식이 필요하다. 이 시기에 너무 무리하면 장마철 이후에도 몸이 무겁고 계속 잠이 부족하며 마음에 병이 찾아온다.**

무기력증의 전조 신호

'최근 피로하지 않다', '에너지가 넘친다', '치료를 하지 않았는데 자각 증상이 없어졌다'라고 느낀다면 **교감신경이 활성화되어 있기 때문일 것이다. 무기력증의 전조 신호라 할 수 있다.** 당장은 괜찮아도 그 후에 몸과 마음의 용량이 한계에 달해 부교감신경이 활성화되는 '휴식 모드' 상태에 빠질 수 있다.

이러한 무기력의 전조 신호를 느꼈다면, 건강관리를 서둘러 시작하거나 너무 무리하고 있다면 적당히 손을 빼는 것이, 이후의 컨디션을 결정짓는 갈림길이 될 것이다. **무기력증에 빠졌을 때에는 소화가 잘되는 식단으로 바꾸고 음식을 충분히 씹어서 먹고 배를 따뜻하게 하는 등, 위장을 관리하는 것도 하나의 대비책이다.**

> 계절·날씨 관리

85

장마철에는 발목을 따뜻하게 한다

냉증 / 부종 / 허리 통증 / 무릎 통증 / 나른함 / 기분 저하

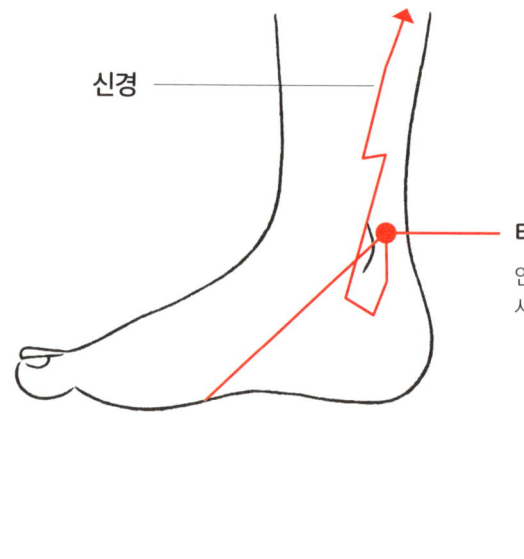

신경

태계
안복사뼈와 아킬레스건 사이에 있다.

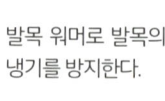

발목 워머로 발목의 냉기를 방지한다.

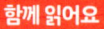 장마철에 추천하는 식품 → 202쪽

발목과 팔꿈치, 무릎의 혈자리를 따뜻하게 한다

비가 오면 컨디션이 나빠지는 사람이 있다. 수분은 성질이 차가워 비가 오는 날이면 붓는 경향이 있다. 허리 통증과 관절통, 나른함, 무기력, 의욕이 생기지 않는 등의 증상은, 수분 순환이 원활하지 않기 때문이기도 하다. 그래서 날씨가 흐리고 비가 오면 몸 상태도 나빠지는 것이다.

수분 대사와 관계가 깊은 경락 '신경'이 있다. **신장의 혈자리는 발목 주변에 모여 있기 때문에 발목을 따뜻하게 유지하는 것이 중요하다. 특히 안복사뼈와 아킬레스건 사이에는 '태계'라는 중요한 혈자리가 있다.** 이 부위는 굵은 혈관이 지나기 때문에 따뜻하게 하면 발전체가 따뜻해진다. 추운 날 외출할 때는 발목 토시 위에 핫팩을 붙여 태계 주변을 따뜻하게 하면 발전체를 따뜻하게 하는 효과가 있으므로 이 방법을 추천한다. **또한 발과 장의 혈류는 관련이 있기 때문에 냉증으로 인한 변비와 설사, 정신 안정에도 발목을 따뜻하게 하면 효과가 있다.**

그리고 팔 부종에는 '발목과 팔꿈치', 다리 부종에는 '발목과 무릎'을 함께 따뜻하게 한다. 팔꿈치와 무릎에는 수분 순환을 촉진시키는 혈자리가 모여 있다.

수면 중에는 발목 토시를 착용한다

수면 중에 발목 토시 착용을 추천한다. 사실 수면 중에 양말을 신는 것은 그다지 바람직하지 않다. **수면 중에는 발바닥에서 땀을 배출해 체온을 조절하므로 발바닥이 덮여 있으면 수면의 질이 떨어질 수 있다. 따라서 발바닥은 드러내고 발목을 따뜻하게 유지할 수 있는 발목 토시가 가장 적합하다.**

압박감이 약한 제품을 착용하자. 압박이 강한 제품을 장시간 계속 사용하면 혈관이 약해질 수 있기 때문이다. 만약 양말을 신지 않으면 발이 차서 도저히 잠을 잘 수 없는 사람은 양말을 신어도 괜찮다. 하지만 그만큼 혈액순환이나 근력이 부족하기 때문이므로 이를 개선하기 위해 노력해야 한다.

계절·날씨 관리

86

장마철에 추천하는 식품

냉증 / 부종 / 허리 통증 / 무릎 통증 / 나른함 / 기분 저하

몸의 불필요한 수분을 배출하는 식품 = 들깨, 셀러리, 파슬리, 감귤류, 매실장아찌 등

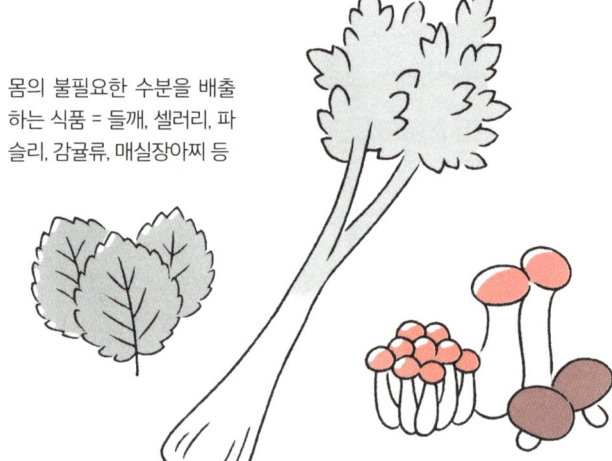

몸속 '가래'를 제거하는 식품 = 버섯류, 해조류, 양파, 무 등

- 함께 읽어요 - 15 다리의 부종에 '풍륭' → 52쪽

몸속 불필요한 수분을 배출하는 식품

장마철에는 무엇보다도 '습기' 때문에 컨디션에 문제가 생길 수 있다. 동양의학에서는 몸에 해로운 과도한 습기를 '습사'라고 한다.

습사는 무겁고 끈적끈적한 성질이 있어, 몸이 나른하고 묵직한 통증, 부종, 비만, 가래, 콧물, 메스꺼움, 현기증, 입속 끈적임, 우울감, 질 분비물 증가, 습진, 설사 또는 끈적끈적한 변 등, 소화기계에 불편한 증상을 발생시킨다.

장마철에는 몸속에 불필요한 수분이 쌓이기 때문에 수분을 배출시키는 음식을 섭취한다. 구체적으로 말하면 향을 지닌 식품이 여기에 해당한다. 들깨와 셀러리, 파슬리, 감귤류, 매실장아찌 등을 균형 잡힌 식사에 추가해 섭취하자. 이 식품들은 짜증이 나거나 불안감이 심한 사람에게도 효과적이다.

또한, **습기로 인해 몸속에서 '가래'가 생기게 되는데, 이를 예방하기 위해서는 위를 차갑게 하지 않는 것이 중요하다. 이때는 버섯류, 해조류, 양파, 무 등을 섭취한다.** 몸속 불필요한 수분은 땀을 흘려 배출할 수 있으므로, 적당한 운동을 통해 땀을 내는 방법도 병행한다. 비 오는 날처럼 외출하기 어려울 때는 조금 두툼하게 옷을 입고 짧게 낮잠을 자서 땀을 약간 흘리는 것도 좋다.

몸이 잘 붓는 사람의 특징

몸에 불필요한 수분이 쌓이면 부종이 생긴다.

특히, 다음의 일곱 가지 항목에 해당하는 사람은 습기에 약해 몸이 잘 붓는 경향이 있으므로 주의하자.

① 술을 자주 마신다
② 염분이 많은 음식을 좋아한다
③ 위가 약하다
④ 하루에 2L 이상 물을 마신다
⑤ 운동량이 부족하다
⑥ 땀을 잘 흘리지 않는다
⑦ 생리 전 혹은 생리 중이다

계절·날씨 관리

87

폭염이 지속되는 여름 열사병 대책

열사병 / 냉증 / 무기력증 / 안면 홍조 / 두근거림 / 조울증

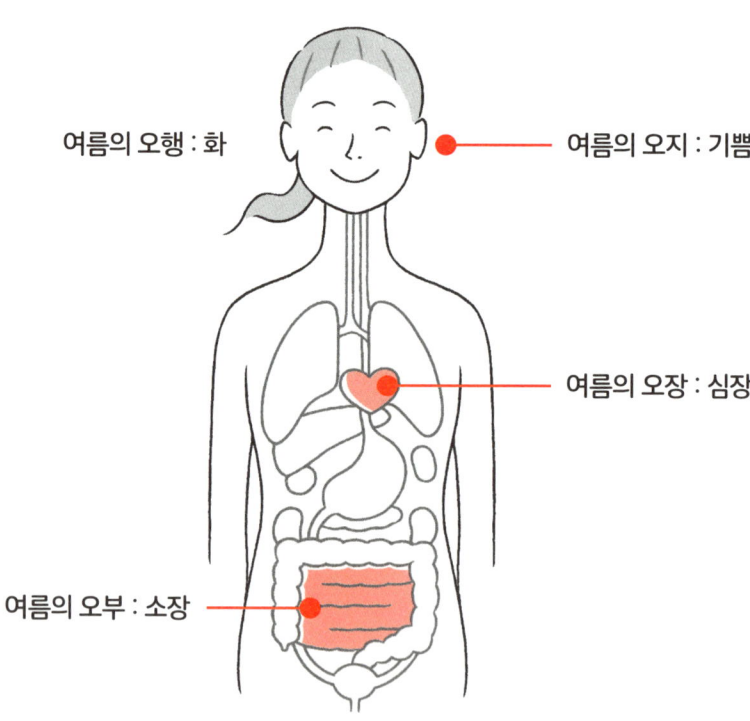

여름의 오행 : 화
여름의 오지 : 기쁨
여름의 오장 : 심장
여름의 오부 : 소장

- 함께 읽어요 - 89 여름철 권장 식품 → 208쪽

교감신경이 활성화되는 여름

입하(5월 5일경)부터 입추(8월 8일경)까지의 시기가 절기에 따른 여름이다. 신록이 눈부시고 상쾌한 날씨로 시작되는 계절이지만, 해마다 기온과 기압의 변화가 심해지고 폭염 일수가 늘어나면서 쾌적한 날이 줄어들고 있다.

여름은 몸이 열을 지니게 되는 계절로, 자율신경은 양기의 영향으로 교감신경이 활성화된다. 교감신경이 활성화되면 조울 상태가 되거나 감정 조절이 어려워진다. 그 때문인지, 이 계절에는 과격한 사건을 보도하는 뉴스가 증가한다. 하지만 여름은 기본적으로 성장하는 힘이 가장 강한 계절이다. 그래서 적절한 대책을 세워 건강하게 지낼 환경을 만든다면, 즐겁게 보낼 수 있는 시기이기도 하다.

여름철 열사병 대책

열사병을 예방하려면 상체에 쌓이는 열을 분산시켜야 한다. 종아리를 움직여주면 열이 상체로 올라가는 것을 억제할 수 있다. 특히 발뒤꿈치를 반복적으로 들었다 내렸다 하는 '발뒤꿈치 상하 운동'을 추천한다.

덥다고 해서 목 부위를 차갑게 하면 열 감각 센서에 문제가 생겨 체온 조절을 제대로 못 하므로 오히려 역효과가 난다. 차가운 물체를 목에 대면 혈관이 급격히 수축해 목과 가까운 뇌에도 좋지 않은 영향을 줄 수 있으므로 조심해야 한다. 꼭 차게 식히고 싶다면 시원한 느낌을 주는 냉감 소재로 된 쿨링 아이템 정도로 그치는 것이 좋다.

또한, 본격적으로 더워지기 전, 5월처럼 생활하기 좋은 계절부터 땀 흘리는 연습을 하는 것도 열사병을 대비하는 데 도움이 된다. 땀은 체내 열을 발산하는 역할을 한다. 체력이 좋은 사람에게는 유산소 운동을 추천한다. 체력에 그다지 자신이 없는 사람은 가벼운 걷기나 집 안에서 두툼한 옷을 입어 땀을 흘린다.

단, 땀을 너무 많이 흘리면 체력이 떨어질 수 있으므로 운동 강도는 개인의 체력에 맞춘다. 땀을 잘 흘리고 체온 조절도 잘하게 되면 열사병뿐 아니라 수면 장애도 예방할 수 있다.

계절·날씨 관리

88

의외로 저온에 노출되기 쉬운 여름

냉증 / 생리 트러블 / 부인과 질환 / 갱년기 장애 / 짜증

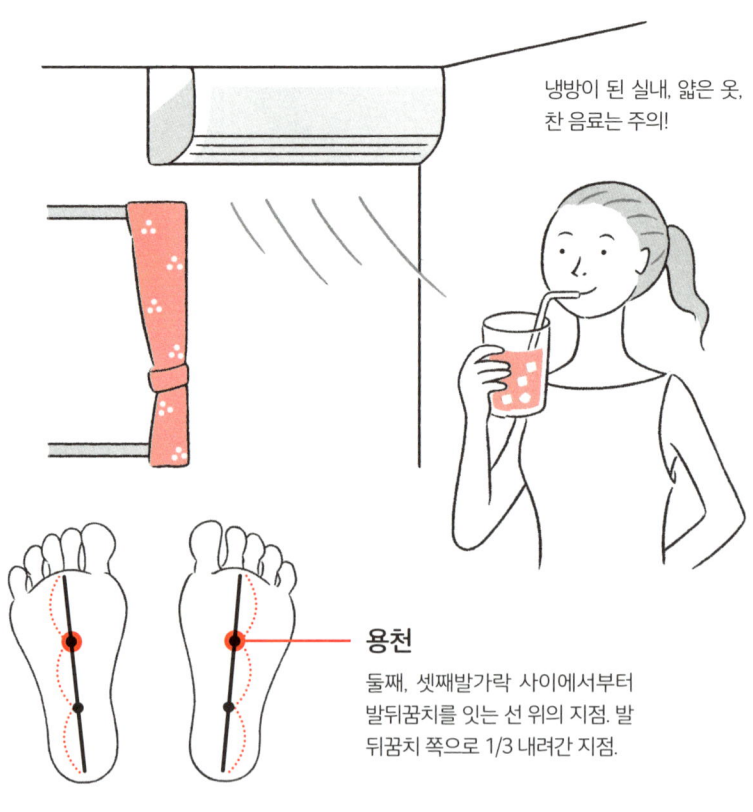

냉방이 된 실내, 얇은 옷, 찬 음료는 주의!

용천
둘째, 셋째발가락 사이에서부터 발뒤꿈치를 잇는 선 위의 지점. 발뒤꿈치 쪽으로 1/3 내려간 지점.

- 함께 읽어요 17 다리 냉증에는 '팔풍', 손 냉증에는 '팔사' → 56쪽

여름철 냉기에 주의

여름은 의외로 몸이 차가워지기 쉬운 계절이다. 여름철 냉기를 주의하면서 생활하자. 5~6월에는 한여름처럼 기온이 올라갔다가도 비가 오면 기온이 급격히 떨어지는 날이 많다. 날씨가 더워지면 기온이 내려가는 날에도 옷을 얇게 입거나 차가운 음식을 먹으며 몸을 차게 하는 사람이 많다. 이 때문에 냉기로 인한 허리 통증 등이 증가한다.

7월 이후에는 냉방으로 인한 '여름 냉기'에 더욱 주의해야 한다. 몸이 차가워지면 몸은 체온을 올리기 위해 열을 내기 시작한다. 이 시기에 자기 전 발이 뜨겁게 달아올라 잠들기가 힘든 증상이 있다면 냉기가 원인일 수 있다.

특히 냉방과 관련해 문제가 생긴다. 여름철 더위를 많이 타는 사람 탓에 추위에 약한 사람은 발 토시를 하거나 책상 밑에 히터를 놓고 사용하는 경우를 보았다. 여성의 몸은 임신과 출산을 할 수 있게 기본적으로 남성보다 에너지원이 되는 지방이 많다. 지방은 쉽게 차가워지는 성질이 있다. 몸이 차가워지면 생리 트러블이나 부인과 질환, 갱년기 장애, 허리 통증 등에 영향을 미칠 수 있다. 따라서 주변 사람과 온도 조절에 관해 충분히 이야기를 나누어 적절한 실내 환경을 만들도록 한다.

지방이 많은 복부, 허리, 엉덩이는 자각은 없어도 차가워지기 쉬운 부위다. 몸이 차다는 것은 지방을 태우는 힘이 약해졌다는 것을 뜻한다. 건강과 체형 유지 모두를 위해서도 카디건을 걸치거나 상의는 바지 안으로 넣어 입는 등 조금이라도 몸을 따뜻하게 하는 방법들을 고려해 보자.

여름 냉기에 좋은 혈자리, 용천

여름 냉기에 대한 대책으로 발바닥에 있는 '용천'혈을 소개한다. 발가락을 오므리면 발바닥에 사람 인자 모양의 주름이 나타나는데, 주름이 교차하며 오목하게 들어가는 곳이 바로 용천혈이다. 둘째발가락과 셋째발가락 사이에서 발뒤꿈치를 잇는 선 위, 발가락에서 발뒤꿈치 쪽으로 3분의 1 내려가 움푹 들어간 곳이다. 이곳에 뜸을 뜨면 여름 냉증에 효과가 있다.

계절·날씨 관리

89

여름철 권장 식품

열사병 / 냉증 / 무기력증 / 안면 홍조 / 두근거림 / 조울증 / 짜증

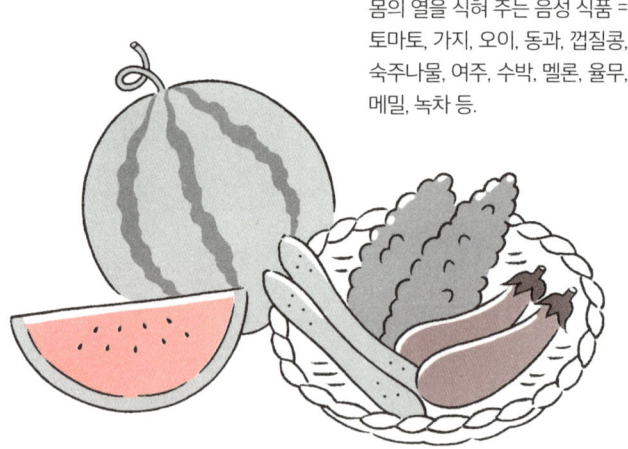

몸의 열을 식혀 주는 음성 식품 = 토마토, 가지, 오이, 동과, 껍질콩, 숙주나물, 여주, 수박, 멜론, 율무, 메밀, 녹차 등.

제철 여름 과일과 채소는 음성 식품이 많으므로 충분히 섭취하자.

- 함께 읽어요 - 25 스트레스에 좋은 혈자리② 기분 저하에 '신문' → 72쪽

여름철 권장 식품

여름철 건강은 더위와 습도로부터 오장의 '심장'을 보호하고, '비(위장)'의 기능이 떨어지지 않게 관리하는 것이 중요하다. **여름 제철 식품은 소변과 땀의 배출을 촉진해, 체내의 열을 내리는 작용을 한다. 토마토와 가지, 오이, 동과, 껍질콩, 숙주나물, 여주, 수박, 멜론, 율무, 메밀, 녹차 등 음성 식품을 균형 잡힌 식사에 추가해 섭취한다.**

단, 현대인들은 대부분 에어컨이 설치된 환경에서 생활하기 때문에 이런 음성 식품을 너무 많이 먹으면 오히려 몸이 지나치게 차가워질 수 있다는 점을 기억하자. 특히 위가 약한 사람은 더욱 주의해야 한다. 또한 여름은 교감신경이 활성화되는 계절이므로 손목에 있는 혈자리 '신문(72쪽)'을 자극하는 지압법도 추천한다.

제철 과일로 수분을 섭취한다

하루 동안 섭취하는 수분량이 적은 사람은 건강이 나빠질 수 있다. 수분 부족은 탈수 증상을 일으키기 쉬울 뿐만 아니라 몸이 부족한 수분을 보충하려고 하기 때문에 오히려 부종이 생길 수 있다. 더 나아가 사고력과 인지 기능 저하 등 뇌 건강에도 영향을 미칠 수 있다.

수분 섭취량의 기준은, 격렬한 운동을 하거나 장시간 강한 햇볕 아래에서 활동하지 않는 경우 하루 1.2~2L 정도다. **물이나 음료를 통해 수분을 섭취하는 것이 어려운 사람은 수박, 멜론, 복숭아처럼 수분 함량이 높은 제철 과일을 통해 보충하는 것도 좋은 방법이다.**

땀을 많이 흘리는 사람은 신맛이 나는 음식을 섭취한다

땀을 너무 많이 흘리면, 에너지 소모가 크고 몸속 수분까지 과다하게 배출되어 여름철 피로가 쌓일 수 있다. 그러므로 **땀을 많이 흘리는 사람은 초무침이나 레몬, 매실장아찌 등 땀을 억제하는 효능이 있는 신맛 나는 음식을 섭취하자.** 특히 여름에는 체온이 너무 오르지 않게 관리하는 것이 중요하다.

계절·날씨 관리

90

가을에는 적절한 운동으로 기혈 순환을 돕는다

코 문제 / 발한 이상 / 여드름 / 가려움 / 아토피 / 기침

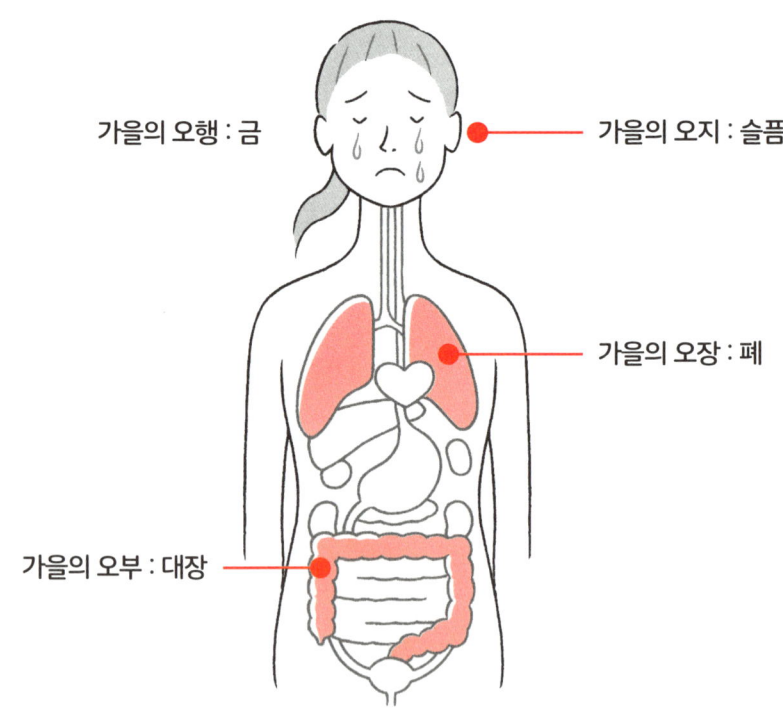

가을의 오행 : 금

가을의 오지 : 슬픔

가을의 오장 : 폐

가을의 오부 : 대장

- 함께 읽어요 - 92 가을철 권장 식품 → 214쪽

가을은 폐를 다스리는 계절

입추(8월 9일경)부터 입동(11월 7일경)까지가 달력상의 가을이다. 이 시기 건강관리에 있어 중요한 키워드는 '호흡'이다. 호흡이 바르면 온몸 구석구석까지 혈액을 고르게 공급할 수 있다. 특히 겨울철 추위에 약한 사람은 이 시기부터 준비를 시작해야 한다.

가을과 깊은 관련이 있는 '폐(호흡)' 기능에 이상이 생기면 땀이 나지 않거나 과도하게 땀을 흘리는 발한 이상, 콧물·코막힘·기침 등의 감기 증상, 가려움증·기미·주름 등의 피부 문제가 발생한다. 폐를 잘 다스리는 방법으로는 운동을 추천한다. 복식 호흡, 10~15분 정도 걷기, 유산소 운동 등 자신의 체력에 맞추어 강도를 조절해 나가며 꾸준히 운동을 한다.

한편, 등이 굽고 어깨가 안으로 말리면 폐가 제대로 기능하기 어렵다. 새우등은 대부분 가슴과 어깨 앞쪽 근육이 뻣뻣하게 굳어 있는 경우가 많으므로 이곳을 풀어주는 스트레칭을 한다.

어깨 앞쪽에는 경락 '폐경'에 속하는 '중부(232쪽)'혈이 있는데, 두 손을 몸 뒤에서 깍지 낀 후 3회 정도 심호흡한다. 어깨 앞부분이 늘어나는 것을 느낄 수 있을 것이다.

10월은 기초 대사량이 가장 낮은 시기

인간의 기초 대사량이 가장 높아지는 시기는 4월이고, 가장 낮아지는 시기는 10월이다. 다시 말해 살이 찌는 것을 피하고 싶은 사람은 이 시기에 섭취하는 칼로리에 특별히 신경 써야 한다. 반대로 살이 찌고 싶어도 마음처럼 잘 안되는 마른 사람은 살이 찔 좋은 기회다.

가을부터 몸 상태를 잘 만들면 겨울에 기초 대사가 늘어난다. 다이어트 중인 사람은 가을 동안 철저하게 관리하자. 가을은 과즙이 풍부하고 맛있는 과일이 많은 계절이지만, 과일에 포함된 과당은 지방으로 변하기 쉬우므로 지나친 섭취는 피한다. 건강을 위해서도 체형 유지를 위해서도 이 시기에는 꾸준하게 할 수 있는 운동을 선택해 지속하는 것이 중요하다.

계절·날씨 관리

91

가을에는 일찍 자고 일찍 일어나고 겨울에는 일찍 자고 늦게 일어난다

면역력 저하 / 불규칙한 생활 리듬 / 코 문제 / 귀 문제 / 피부 문제

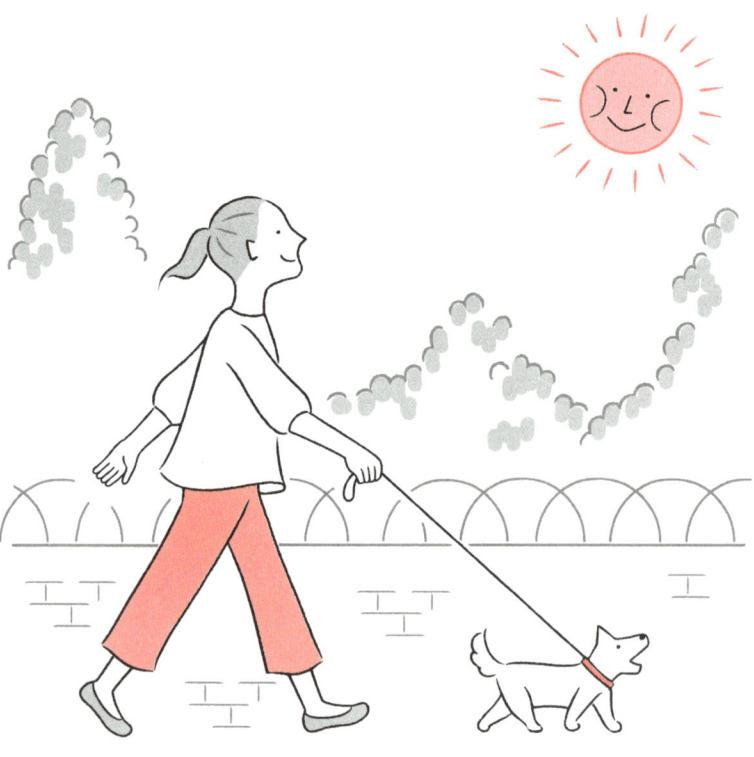

심호흡과 산책으로 기를 받아들인다

동양의학에서 에너지를 가리키는 '기'는 아침에 생성된다. 가을은 이 기의 흐름이 몸 밖에서 안으로 바뀌는 계절이다. 그래서 가을 건강관리에서는 심호흡을 하고 햇빛을 쬐는 활동을 통해 기를 체내로 받아들이는 것이 중요하다.

일찍 자고 일찍 일어나며 날씨가 좋은 날에는 아침 산책을 하자. 심호흡을 하고 아침 산책을 통해 햇빛을 받으면 기를 많이 받아들일 수 있을 뿐 아니라, 몸속에서 기의 순환이 원활하게 이루어진다.

왜 아침 시간에 기를 받아들이는 것이 중요할까? 왜냐하면, 장부의 기능에 따라 하루를 12분할 하는 '자오류주(26쪽)'에서 가을과 기와 관련된 '폐'가 새벽 3시부터 5시에 가장 기능이 활발하기 때문이다. 따라서 새벽 5시까지는 기상하는 것이 바람직하지만 외부 활동을 하기에는 다소 이른 시간대다. 다행히 폐와 관련된 '대장'의 시간이 오전 5시~7시이므로 이 시간대에 햇볕을 쬐고 산책하는 것이 좋다.

태양의 리듬에 맞추어 생활한다

반면 겨울 건강관리의 핵심은 일찍 자고 늦게 일어나기다. 겨울에는 충분한 수면 시간을 확보해 에너지를 저장하는 것이 중요하기 때문이다. 태양이 뜨지 않은 새벽에는 몸이 차가워지고 에너지 소모가 크기 때문에 태양이 뜨기를 기다렸다가 일어나는 것이 좋다. 겨울에는 태양이 일찍 지고 늦게 뜨기 때문에 밤이 길어진다. 우리 인간의 몸은 태양의 리듬에 맞추어 생활하는 것이 가장 이상적이다.

필자는 지금까지 중한 질병이나 심각한 증상을 보이는 환자들을 많이 접해왔다. 그중에서 야간 근무가 잦은 경비원과 간호사, 24시간 교대 근무를 하는 경찰관과 소방관을 꽤 많이 만났다. 태양의 리듬과 생활 리듬이 어긋나는 사람들은 부디 몸이 약해지지 않도록 충분히 주의하며 건강관리에 힘써주길 바란다.

계절·날씨 관리

92

가을철 권장 식품

코 문제 / 변비 / 연하곤란 / 기미 / 주름 / 가려움 / 과민증

가을 초반에는 몸의 열을 내리면서 수분을 보충하는 식품 = 연근, 배, 오이, 흰깨, 포도, 두유, 조개류, 두부 등.

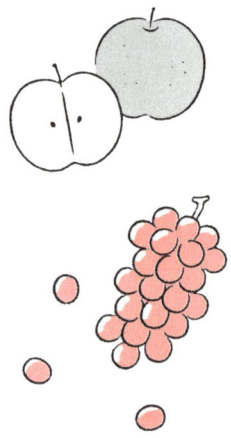

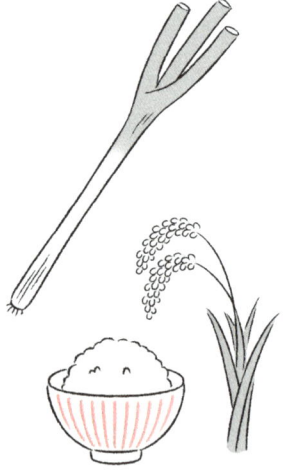

가을 후반에는 몸을 따뜻하게 하면서 수분을 보충해 주는 식품 = 쌀, 찹쌀, 무, 참마, 생강, 파, 꿀, 닭고기, 흰목이버섯 등.

수분을 보충해 주는 흰색 식품

가을철에는 건조를 조심하고 수분을 유지할 수 있게 건강을 관리하는 것이 중요하다. 가을 초반에는 더위와 건조, 후반에는 추위와 건조로 바뀌는데, 건조는 건강 면에서나 미용 면에서나 모두의 적이다. 몸이 건조하면 변비, 호흡 곤란, 연하 곤란, 기미, 주름, 나른함, 가려움, 과민증, 땀샘 리듬의 이상 등 피부와 관련된 다양한 문제가 생긴다.

이러한 가을철에는 흰색 식품을 추천한다. 더위가 이어지는 가을 초반에는 몸의 열을 식히면서 수분을 보충해 주는 식품을 균형 잡힌 식단에 포함하는 것이 좋다. 예컨대, 연근과 배, 오이, 흰깨, 포도, 두유, 조개류, 두부 등이 여기에 해당한다.

그리고 추위가 시작되는 가을 후반에는 몸을 따뜻하게 하면서 수분을 보충해 주는 재료를 선택한다. 쌀, 찹쌀, 무, 참마, 생강, 파, 꿀, 닭고기(90쪽), 흰목이버섯 등이다.

건조를 막고 면역력을 강화한다

건조는 폐의 기능을 떨어뜨려 면역력을 저하시킨다. 목이나 기관지의 점막이 건조하면 감기에 걸리기 쉬우므로 가능하면 15~20분에 한 번씩 소량의 수분을 섭취한다. 독감(인플루엔자) 등 감염병 예방에도 도움이 된다. 몸에 수분을 보충하는 흰색 식품을 섭취하고, 목이 건조하지 않게 해 몸의 방어 기능을 강화하고 면역력을 높이자.

반복되는 증상은 조기 대처가 중요하다. 예컨대, 추운 계절에는 허리가 삐끗해 생기는 염좌가 증가하는데, 이 경우에 3~4일에 한 번 침뜸 치료가 필요하다. 허리 통증이 심하지 않은 단계에서 예방을 하기 위해 치료를 받는다면 한 달에 1~2회 정도로도 충분하며, 허리를 삐끗해 고생하는 일이 없을 것이다. 후자가 비용도 절감되고 삶의 질을 유지하며 생활할 수 있으므로 미리 예방하는 습관을 들이자.

계절·날씨 관리

93

겨울에는 최대한 냉기를 막아 몸을 보호한다

냉증 / 허리 통증 / 귀 문제 / 기상병 / 부인과 질환 / 탈모

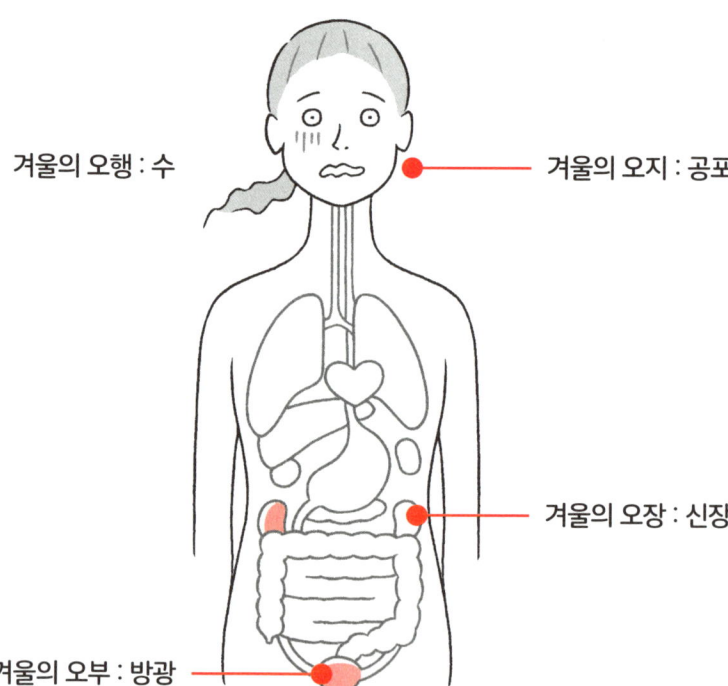

겨울의 오행 : 수
겨울의 오지 : 공포
겨울의 오장 : 신장
겨울의 오부 : 방광

- 함께 읽어요 -   95   겨울철 권장 식품 → 220쪽

가능한 겨울에는 몸을 차게 하지 않는다

입동(11월 7일경)부터 입춘(2월 4일경)까지의 기간이 절기상 겨울이다. **이 시기의 생활 습관은 다음 1년간의 건강 상태를 좌우한다. 겨울은 오장 중 '신장'과 깊은 관련이 있으며, 신장은 생명 에너지, 수분 대사, 뼈와 연결된 중요한 장기다.** 또한 허리, 기압 변화에 민감한 귀, 부인과 질환, 갑상선 기능 이상, 탈모, 치아, 생리 트러블 등에도 많은 영향을 미친다. 따라서 겨울철에는 충분한 주의를 기울여 건강을 관리해야 한다.

가장 주의해야 할 것은 바로 '냉기'다. 신장은 냉기에 약하므로 목, 손목, 발목을 따뜻하게 유지하는 것은 물론, 복대를 활용해 복부, 허리, 엉덩이 부위까지 가능한 한 차가워지지 않게 해야 한다.

냉기는 건강상의 다양한 문제를 유발하는 원인이 된다.

예컨대, 허리 통증의 원인을 조사하기 위해 엑스레이나 MRI 등으로 검사를 해도, 80% 이상의 사례에서는 원인을 특정할 수 없다고 한다. 이런 경우에 냉기가 근본 원인인 사람이 많다.

겨울철 흔한 목 삠 증상에 주의

겨울에는 몸이 냉기에 노출되어 혈류가 나빠지고 근육이 쉽게 뭉친다. 그래서 목이나 허리가 삐끗해 생긴 증상이 문제가 된다. 이를 예방하려면 소파에서 잠드는 습관을 피해야 한다. 부드러운 소파에서 잠들면 목의 각도가 잘못되거나 몸을 뒤척이는 횟수가 줄어 목과 허리가 삐끗해 염증이 발생한다.

만약 자고 나서 목이 움직이지 않고 통증을 느낀다면, 경락의 하나인 '소장경'을 풀어주자. 주먹을 가볍게 쥐었을 때 손금의 감정선 끝에 있는 혈자리가 소장경에 속하는 '후계(234쪽)' 혈이다. 이 밖에도 다섯째 손가락에서 안쪽 팔꿈치까지 이어지는 자쪽손목굽힘근을 지압하거나 뜸을 뜨면 목이 편해진다.

계절·날씨 관리

94

(1년의 피부 상태는 겨울 생활이 결정한다)

건성피부 / 민감성피부 / 주름 / 피부 처짐 / 부종

피부 관리의 기본은 충분한 보습과 청결, 실내 습도 40~60%를 유지하는 것이다. 유분이 신경 쓰이는 사람도 보습에 신경 쓰자.

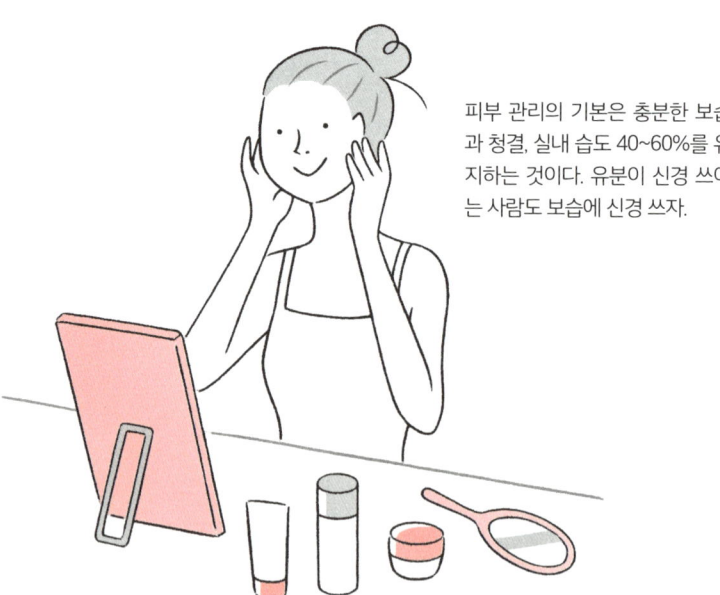

보습은 피부 관리의 기본

겨울에는 추위와 건조함이 더욱 심해진다. 그로 인해 피부가 건조해지는 것은 누구나 예상할 수 있는 증상이지만, 수분이 부족해지면서 오히려 피지 분비가 심해진다는 사실은 의아할 수 있을 것이다. 그러므로 피부가 건조한 사람은 물론이고 피부에 유분이 많은 사람도 보습에 신경 써야 한다. 특히 목욕 후에는 건조해지기 쉬우므로 욕실에서 나와 몸을 닦고 나면 즉시 보습제를 바르도록 한다.

또한 피부를 청결하게 유지하고, 실내 습도를 40~60%로 관리하는 것도 피부 상태를 개선하는 데 기본적인 요건이다. 의류는 피부에 자극이 적은 면 소재를 선택한다. 최근에는 피부의 수분을 흡수해 열을 방출시키는 속옷이 출시되어 인기를 끌고 있지만, 이러한 화학 섬유 소재의 의류는 건조한 피부를 악화시킬 수 있다. 실제로 면 소재의 속옷으로 바꾸었더니 피부 가려움이 나왔다는 사례가 많으니, 겨울철 건조한 피부 때문에 고민이라면 속옷을 점검해 보자.

발목부터 따뜻하게

피부 외적인 관리도 중요하지만 그 이상으로 몸속에서 이루어지는 관리가 중요하다. **체내 수분 유지와 밀접한 관련이 있는 장기가 바로 신장이다. 겨울과 관련된 이 신장의 기능을 강화하기 위해서는 발목을 관리해야 한다.**

관리 방법으로는 발목 돌리기, 아킬레스건 늘이기, 발목 토시나 핫팩을 이용해 따뜻하게 하기 등 매우 간단하다. 특히 발목 안쪽에 있는 '태계(200쪽)' 혈이나 아랫배에 위치하는 '관원(138쪽)' 혈을 따뜻하게 해 주는 것이 좋다. 발목이 뻣뻣하면 목과 어깨, 턱 근육까지 경직될 수 있으며, 이것은 얼굴의 균형과 피부의 수분 공급에도 영향을 미친다.

또한, 냉기 외에 건강과 피부 미용에 가장 큰 적은 바로 스트레스다. 자율신경의 균형이 깨지면 혈액순환이 나빠져, 피부와 내부 장기에 영양과 수분이 충분히 전달되지 못한다. 예컨대, 위가 약해지면 입 주변에 뾰루지가 생긴다. 따라서 스트레스를 해소해 심신의 균형을 유지하기 위해 노력하자.

계절·날씨 관리

95

겨울철 권장 식품

냉증 / 허리 통증 / 귀 문제 / 기상병 / 부인과 질환 / 생리 트러블

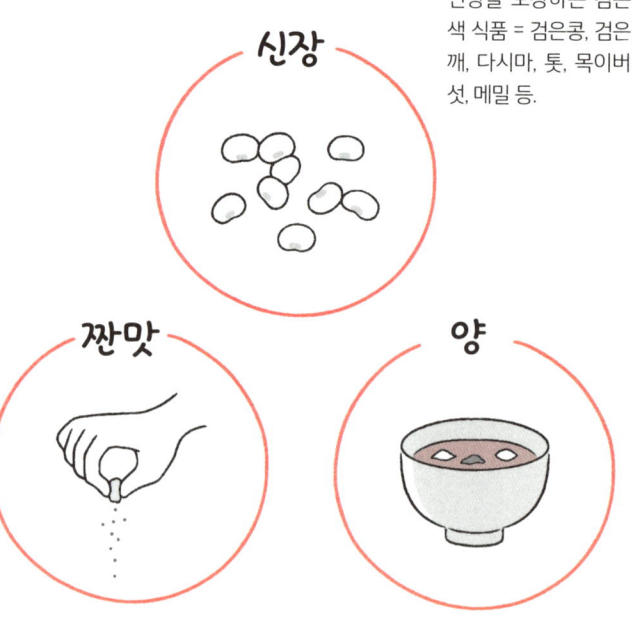

신장을 보강하는 검은색 식품 = 검은콩, 검은깨, 다시마, 톳, 목이버섯, 메밀 등.

겨울의 오미·짠맛을 내는 식품 = 소금, 된장, 바지락, 다시마, 톳, 멸치 등.

몸을 따뜻하게 하는 양성 식품 = 뿌리채소, 돼지고기, 생강 등. 된장국 추천.

신장을 보강하는 검은색 식품

겨울과 밀접한 관계가 있는 신장의 기능을 보강하려면 검은색 식품을 섭취한다. 검은콩, 검은깨, 다시마, 톳, 목이버섯, 메밀(110쪽) 등이 여기에 해당한다.

특히 메밀에 들어 있는 '루틴'은 약해진 혈관을 다시 탄력 있는 상태로 되돌리는 역할을 한다. 수용성이기 때문에 메밀 삶은 물과 함께 먹는 것이 좋다.

몸을 따뜻하게 하는 양성 식품

체온을 올리고 몸을 따뜻하게 하는 양성 식품을 다양하게 섭취한다. 돼지고기를 넣어 끓인 된장국은 양성 식품이 많이 들어가므로 겨울철에 추천하는 음식이다. 땅속에서 자라는 뿌리채소는 몸을 따뜻하게 하는 성질이 있으며, 돼지고기는 비타민B군이 풍부하다. 특히 비타민B_1의 함량은 식품 중에 가장 높은 편이므로 춥고 쉽게 피로한 날에 섭취하도록 한다. 간혹 돼지고기를 넣은 된장국에 생강을 넣기도 하는데, 이것 또한 대표적인 양성 식품으로 몸을 따뜻하게 하는 효과를 높일 수 있다.

겨울의 오미·짠맛을 내는 식품

마지막으로 겨울의 오미(86쪽)에 해당하는 짠맛을 내는 식품을 섭취하자. 예컨대 소금, 된장, 바지락, 다시마, 톳, 멸치 등이 여기에 속한다. 일본 후생노동성[1]의 조사에 따르면 추운 지역일수록 소금 섭취량이 많다는 결과가 나왔다. 염분을 섭취하면 혈압과 체온을 유지하는 효과가 있기 때문에 추위를 견디는 데 필요한 성분인 것이다. 물론 너무 많이 섭취하면 건강에 좋지 않겠지만, 다른 계절보다 조금만 소금을 더 넣어 요리한다면 괜찮을 것이다.

> 생명력을 강화하려면 혈류를 늘리는 것이 중요하며 동시에 위장 관리에도 신경을 써야 한다. 예컨대, 일본에서 1월 7일에 먹는 '칠초죽'[2]은 위를 쉬게 해주는 약선 요리로 잘 알려져 있다. 날씨가 추워지면 변비, 설사, 복통으로 고생하는 사람이 많은데 위와 연결된 토용 식품(223쪽)을 섭취하자.

[1] 일본 후생노동성의 〈국민건강·영양조사〉(2016년) 보고.
[2] 일곱 가지 야생초를 넣어 끓인 죽.-옮긴이

계절·날씨 관리

96

토용은 다음 계절을 준비하는 시기

위장 트러블 / 권태감 / 허탈감 / 저혈압 / 정신적인 문제

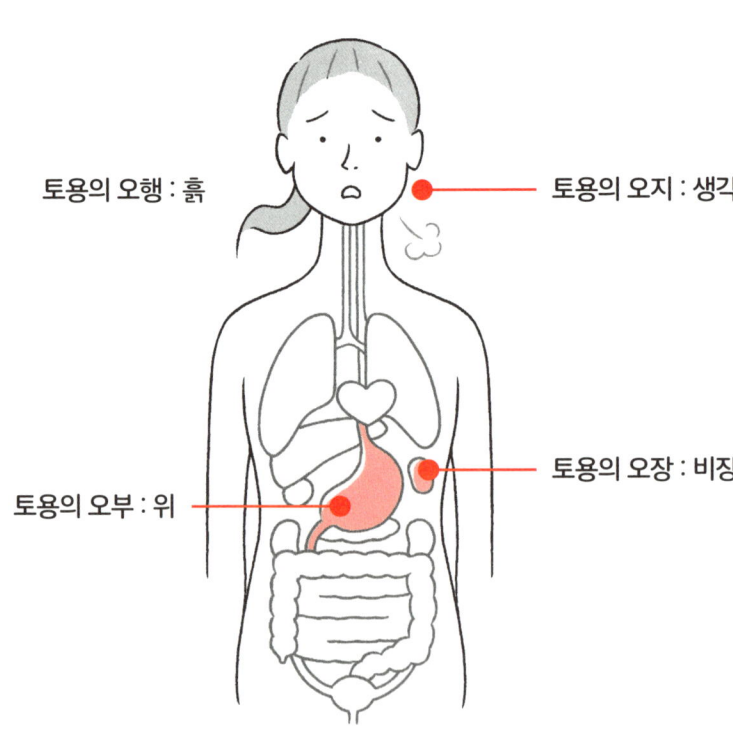

토용의 오행 : 흙
토용의 오지 : 생각
토용의 오장 : 비장
토용의 오부 : 위

- 함께 읽어요 18 피로한 위에 '족삼리' → 58쪽

다음 계절의 상태를 결정하는 토용

계절이 바뀌는 시기, 즉 토용을 어떻게 보내느냐에 따라 다음 계절의 건강 상태가 결정된다. 토용은 입춘·입하·입추·입동 직전 18일간의 환절기를 가리키는 말이다. 입추 전 여름 토용이 유명하지만, 봄, 가을, 겨울에도 토용이 존재한다. 토용은 오장 중에서는 '비장'과 관련이 있으며 주로 소화기 계통의 기능을 담당하는 것으로 볼 수 있다.

이 토용은 다음 계절에 몸이 적응할 수 있도록 내장을 정비하고 영양을 보충해야 하는 시기다. 동양의학에서는 모든 내장 기능의 중심을 비장으로 보고 있다. 간단하게 말해, '우선 입으로 먹은 음식을 소화하고 흡수하지 못하면 아무것도 시작되지 않는다'는 철학인 것이다.

토용에 섭취해야 할 식품

토용 시기에 섭취해야 할 식품으로 호박, 고구마, 밤, 생강, 옥수수 등의 노란색 식품을 추천한다. 매실장아찌도 식욕 증진, 갈증 해소, 치질 예방에 효과가 있어 권장하는 음식이다. 컨디션이 좋지 않을 때는 가능하면 위장에 부담을 주지 않는 음식으로 식사를 한다. 옥수수는 껍질이 단단하고 소화가 잘 안되므로 위가 피로할 때는 수프로 만들어 먹는 것이 좋다. 또한 토용에는 장어를 먹는 전통이 있는데, 건강한 상태에서는 영양 보충이 되어 좋지만, 위가 약해져 있을 때는 강한 자극을 받을 수 있으니 삼가는 편이 낫다.

토용 시기에는 생활 리듬을 유지하고, 가벼운 다리 운동, 복식 호흡, 일광욕, 목욕 등을 실천하자.

위가 피로할 때 나타나는 증상은 다음과 같다. 혀에 하얗게 끈적끈적한 설태가 낀다, 혀 가장자리에 치아 자국이 있다, 정강이 옆에 있는 앞정강근(족삼리, 풍륭이 있는 근육)이 뭉친다, 구내염·구각염이 생긴다, 입술 색이 나쁘다, 여드름이 난다, 트림이 잦다, 변이나 방귀 냄새가 심하다, 대변이 무겁고 물에 뜨지 않는다, 점심 식사 후에 참을 수 없을 정도로 심한 졸음이 몰려온다 등이다.

| 계절·날씨 관리 |

97

꽃가루 알레르기를 대비하는 식품과 관리

꽃가루 알레르기 / 기침 / 재채기 · 콧물 · 코막힘 / 가려움 / 불면증 / 결막염

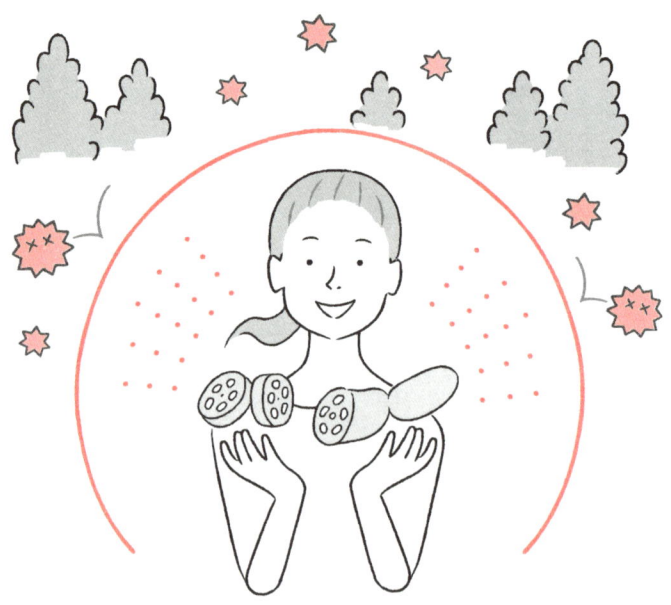

비타민D 식품, 소엽, 요구르트가 꽃가루 알레르기 예방에 효과가 있다.

연근은 알레르기 원인 물질인 IgE 항체 생성을 억제한다.

꽃가루 알레르기를 예방하는 연근

많은 사람들이 고통받는 꽃가루 알레르기는 단순히 콧물과 눈이 가려운 증상뿐 아니라 전신 권태감, 두통, 목의 통증, 손발 냉증과 같은 심각한 상태로 악화하기도 한다. 하지만 꽃가루 알레르기 증상은 식단을 통해 경감시킬 수 있다.

연근은 꽃가루를 공격하는 항체 물질 IgE의 생성을 억제해 꽃가루 알레르기의 발생을 줄여 줄 뿐 아니라, 발병한 꽃가루 알레르기 증상을 완화하기도 한다. 항산화 작용과 염증 진정 작용으로 목의 통증과 콧물도 줄여 주는 고마운 식품이다.

비타민D 식품, 소엽, 요구르트의 효과

비타민D가 부족하면 알레르기 반응을 일으킬 수 있다고 알려져 있다. **비타민D가 풍부한 식품으로는 건조 표고버섯, 건목이버섯, 정어리, 멸치, 연어, 훈제 연어 등이 있다. 또한, 햇볕을 쬐기만 해도 몸속에서 비타민D가 생성되므로 적당한 일광욕을** 습관으로 들이자.

소엽은 감기와 기침을 개선하고 예방하는 효과가 있다. 또한 기의 순환을 돕고 '폐'의 방어 기능을 강화해 꽃가루 알레르기 등의 알레르기를 예방하는 데 효과적인 식품이다. 요구르트는 유산균의 작용으로 장내 환경을 정돈해 면역 시스템을 정상적으로 작동하게 한다. 이때 유산균의 먹이인 수용성 식이섬유가 풍부한 블루베리와 콩가루를 함께 먹으면 효과가 배가 된다.

마지막으로 꽃가루 알레르기가 있는 사람은 술을 피해야 한다. 알코올이 분해되면서 생기는 아세트알데히드가 알레르기 반응을 일으키는 히스타민을 증가시키기 때문이다. 이에 따라 꽃가루 알레르기의 증상이 악화할 수 있으므로 꽃가루 알레르기가 발생하는 계절에는 가능한 한 음주를 삼가는 것이 증상을 악화시키지 않는 방법이다.

또한 꽃가루가 잘 떨어질 수 있게 나일론 소재로 만든, 재질이 매끄러운 겉옷을 걸치는 것이 좋겠다.

계절·날씨 관리

98

기압·온도 변화로 인한 증상에 효과적인 부위

기상병 / 온도 차 피로 / 온도 차 알레르기 / 면역 부전 / 두통

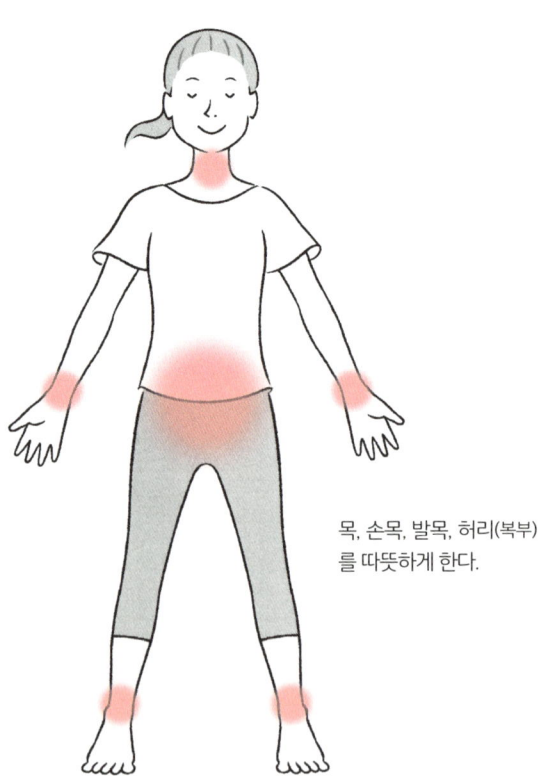

목, 손목, 발목, 허리(복부)를 따뜻하게 한다.

- 함께 읽어요 - 27 기상병에 '예풍' → 76쪽

저기압으로 인해 컨디션에 이상이 발생하는 원인

인간의 몸은 기압이 올라가면 혈관이 수축하고 기압이 내려가면 혈관이 확장하는 구조다. 이때 자율신경의 균형이 잘 잡혀 있으면 확장된 혈관을 수축시켜 정상적인 컨디션을 유지한다. 하지만 **피로와 스트레스가 쌓여 자율신경이 불안정한 상태에서는 혈관이 수축하고 확장하는 균형이 깨지게 된다. 이것이 기압의 변화로 인해 컨디션에 문제가 발생하는 원인이다.**

온도 차이로 인해 몸에 불편을 느끼는 사람도 많으며, 두통, 현기증, 목·어깨 결림, 허리 통증, 나른함, 졸음, 기분 저하, 머리가 멍해지는 등 사람마다 증상이 다양하게 나타날 수 있다. 따라서 자신의 증상에 맞는 셀프케어를 하는 것이 중요하다.

'목, 손목, 발목, 허리'를 따뜻하게 한다

기압 변화나 온도 차이 등 외부 환경이 미치는 영향을 최소화하려면 네 부위가 냉기에 노출되지 않고 따뜻하게 유지될 수 있도록 노력해야 한다. 보통 목, 손목, 발목을 따뜻하게 하면 좋다는 사실을 누구나 알고 있겠지만 필자는 여기에 '허리(복부)'를 추가하고 싶다.

예로부터 '목, 손목, 발목' 세 부위를 따뜻하게 해야 한다고 말하는 이유는 중요 혈관(동맥)이 이 세 부위에서 피부 가까이에 흐르고 있기 때문이다. 혈류가 많은 부위를 따뜻하게 하면 효율적으로 온몸의 혈액을 덥힐 수 있다. 손끝과 발끝이 차가워지는 것을 방지하고 기압과 관련이 있는 '귀'(228쪽)의 혈류를 원활하게 유지할 수 있어 증상을 완화할 수 있는 것이다.

또한 자율신경의 균형이 무너지면 내장 기능도 영향을 받기 때문에 내장이 있는 복부를 따뜻하게 하는 것도 건강 관리에 있어 매우 중요하다. 특히 환절기에는 날씨 변화가 심하므로 주의를 기울이자.

계절·날씨 관리

99

저기압 대비의 핵심은 '귀'

저기압 이상 / 기상병 / 온도 차이 피로 / 두통 / 현기증 / 졸음

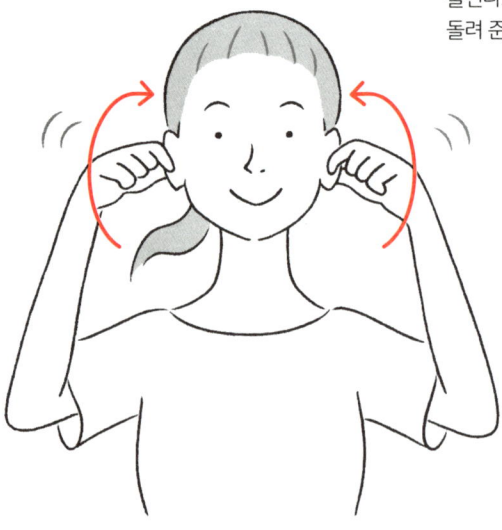

첫째손가락과 둘째손가락으로 귀 전체를 부드럽게 잡고 돌린다. 천천히 크게, 앞뒤로 돌려 준다.

- 함께 읽어요 - 100 기압이 급격하게 변할 때의 건강관리 → 230쪽

귀 혈류를 개선하는 마사지

우리의 귀에는 기압 변화를 감지하는 센서가 있다. 갑자기 기압이 변하면 그 센서가 반응해 자율신경의 균형이 무너진다. 그래서 **두통과 현기증, 나른함, 졸음, 기분 저하 등 저기압으로 인해 발생하는 증상은 귀의 혈류가 개선되면 나아진다. 평소에 귀 마사지를 습관처럼 해서 혈액순환을 양호하게 유지하는 것이 중요하다.**

방법은 간단하다. 첫째손가락과 둘째손가락으로 귀 전체를 잡고 천천히 빙글빙글 돌리기만 하면 된다. 단, 편두통과 현기증이 있을 때 이 동작을 하면 증상이 악화할 수 있으므로 예방을 위해 하는 것이 좋다. 저기압에 민감한 사람은 가능한 한 평소에 습관을 들이고, 기압이 내려간다는 예보가 있을 때는 특별히 신경 써서 마사지해 주면 증상이 완화될 것이다.

또한 추운 시기나 습도가 높은 날에는 귀가 차가울 수 있으므로 따뜻한 손으로 귀를 따뜻하게 해주는 것이 좋다. 겨울에 외출할 때는 집을 나서기 전에 목도리나 귀마개를 착용해 귀를 따뜻하게 해, 차가운 바깥 공기로 인해 몸이 놀라지 않도록 하는 것도 중요한 관리 방법이다.

귀는 신장과 연결된다

귀는 겨울의 장기인 '신장'과 관계가 있다. **신장은 허리, 엉덩이와도 관련이 있기 때문에 이 부위의 근육이 굳어 있는 경우에는 스트레칭이나 침뜸, 마사지 등의 방법으로 풀어주고, 차가운 경우에는 따뜻하게 해 준다. 또한 발목과 무릎을 따뜻하게 하는 것도 신장에 좋은 관리법이다.** 발이 차면 열이 머리로 올라가는데, 그렇게 되면 두통과 현기증, 불면 등을 유발할 수 있다.

한편, 귀 주변의 근육도 중요하다. 목·어깨·등 부위를 스트레칭(124쪽)하거나 턱의 깨물근과 관자근을 마사지하고 목빗근을 스트레칭(180쪽)한다. 또한 스팀타월 등으로 머리 뒤 부분을 따뜻하게 해주어 냉기에 노출되지 않게 한다.

계절·날씨 관리

100

기압이 급격하게 변할 때의 건강관리

저기압 이상 / 기상병 / 온도 차이 피로 / 온도 차이 알레르기 / 편두통 / 현기증

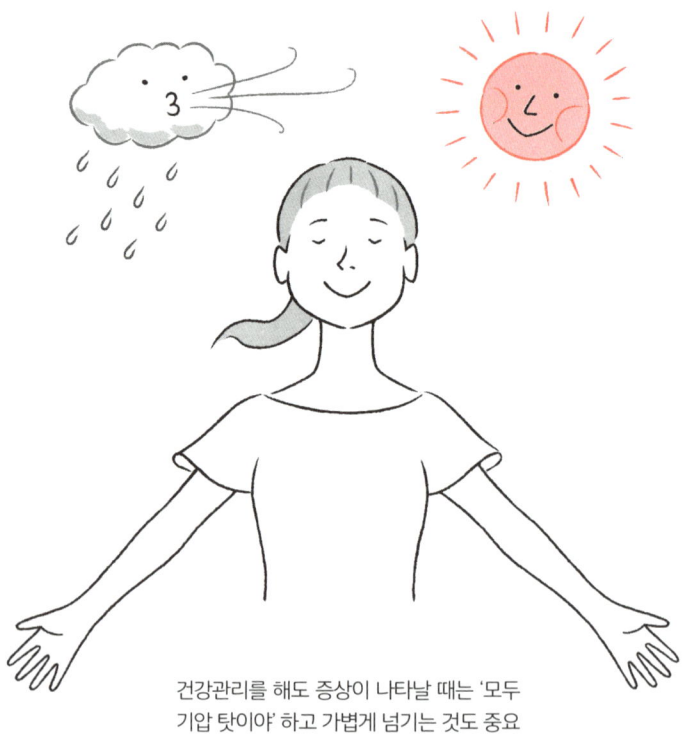

건강관리를 해도 증상이 나타날 때는 '모두 기압 탓이야' 하고 가볍게 넘기는 것도 중요하다. 문자 그대로 맑은 날이 있으면 비가 오는 날도 있다는 사실을 받아들이자.

기압이 급상승할 때의 관리법

다시 한번 강조하지만 기압 변화로 인한 증상을 예방하려면 실제로 불편을 느끼기 전에 미리 대비해야 한다. 그러나 대비를 했음에도 불구하고 증상이 나타날 수 있다.

기압이 급격히 상승할 때는 혈관이 좁아져 흥분과 긴장을 유발하는 교감신경이 활성화된다. 목과 어깨가 뻐근하고 조이는 듯한 긴장성 두통을 느끼며 쉽게 짜증이 나는 것이 특징이다. **기압이 급상승할 때는 감정이 격해져 주변 사람들에게 불필요한 말을 해 버리는 경우도 있을 수 있다. 이럴 때는 가능한 한 몸을 편안한 상태로 만들어 준다. 낮잠 자기, 야근 피하기, 목욕하기, 천천히 심호흡하기, 10분이라도 혼자만의 시간 갖기, 스트레칭하기, 명상하기 등등. 몸을 진정시키기 위해 노력해 보자.**

을 반복하며 혈액과 수분의 순환을 돕는데, 확장되어 있는 시간이 길어져도 혈액순환에 문제가 생긴다. 예컨대 몸이 무겁고 나른하며 졸음이 쏟아지고 집중력과 사고 능력이 떨어지는 증상이 나타날 수 있다. 중요한 일을 처리하거나 위험한 도구를 다룰 때는 특히 조심하도록 한다.

기압이 급강하해 부교감신경이 활성화될 때는 몸을 조금 움직여주면 컨디션이 회복된다. 휴식 모드에 있는 몸을 깨우는 것이다. 체력이 달려 움직이기 힘든 사람은, 숨을 길게 들이마시거나 교감신경을 자극하는 향을 활용하는 것도 효과가 있다.

또한, 자율신경의 불안정한 상태가 만성이 되면 여러 증상이 뒤섞여 복잡해질 수 있다. 그때는 스스로 해결하기 어려우므로 침뜸, 마사지, 한방 치료 등을 고려해 보는 것도 좋은 방법이다.

기압이 급강하할 때의 관리법

기압이 급격히 내려갈 때는 혈관이 확장하기 때문에 진정 작용을 하는 부교감신경이 활성화된다. 혈관은 수축과 확장

우리 몸의 주요 혈자리

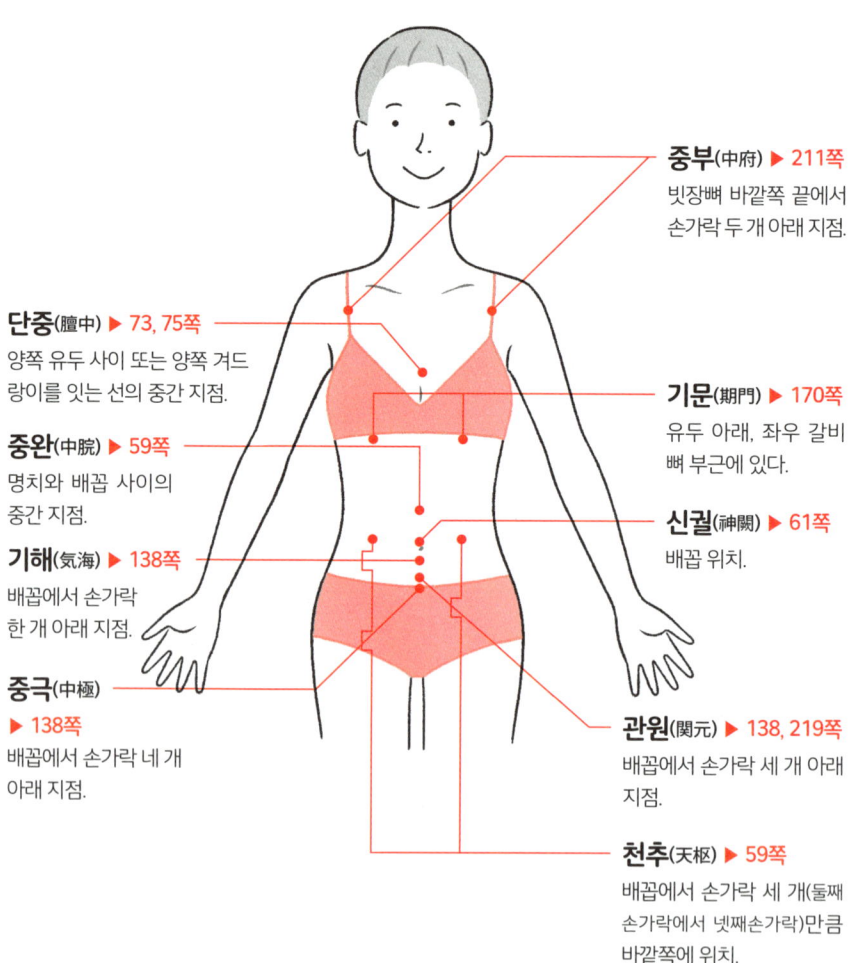

중부(中府) ▶ 211쪽
빗장뼈 바깥쪽 끝에서 손가락 두 개 아래 지점.

단중(膻中) ▶ 73, 75쪽
양쪽 유두 사이 또는 양쪽 겨드랑이를 잇는 선의 중간 지점.

중완(中脘) ▶ 59쪽
명치와 배꼽 사이의 중간 지점.

기해(氣海) ▶ 138쪽
배꼽에서 손가락 한 개 아래 지점.

중극(中極) ▶ 138쪽
배꼽에서 손가락 네 개 아래 지점.

기문(期門) ▶ 170쪽
유두 아래, 좌우 갈비뼈 부근에 있다.

신궐(神闕) ▶ 61쪽
배꼽 위치.

관원(關元) ▶ 138, 219쪽
배꼽에서 손가락 세 개 아래 지점.

천추(天樞) ▶ 59쪽
배꼽에서 손가락 세 개(둘째 손가락에서 넷째 손가락)만큼 바깥쪽에 위치.

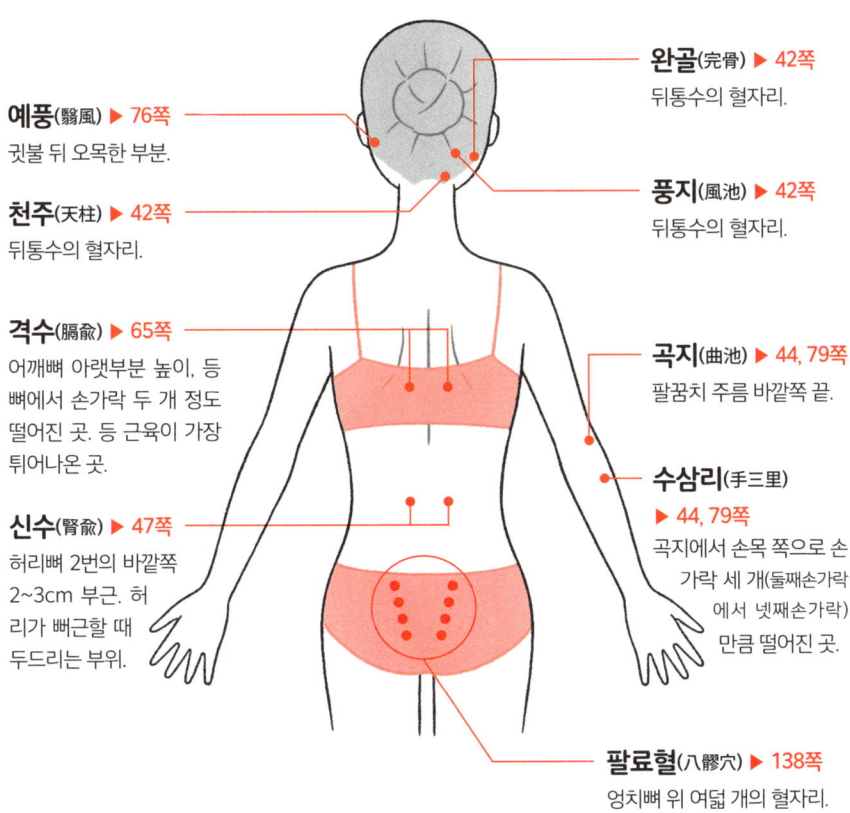

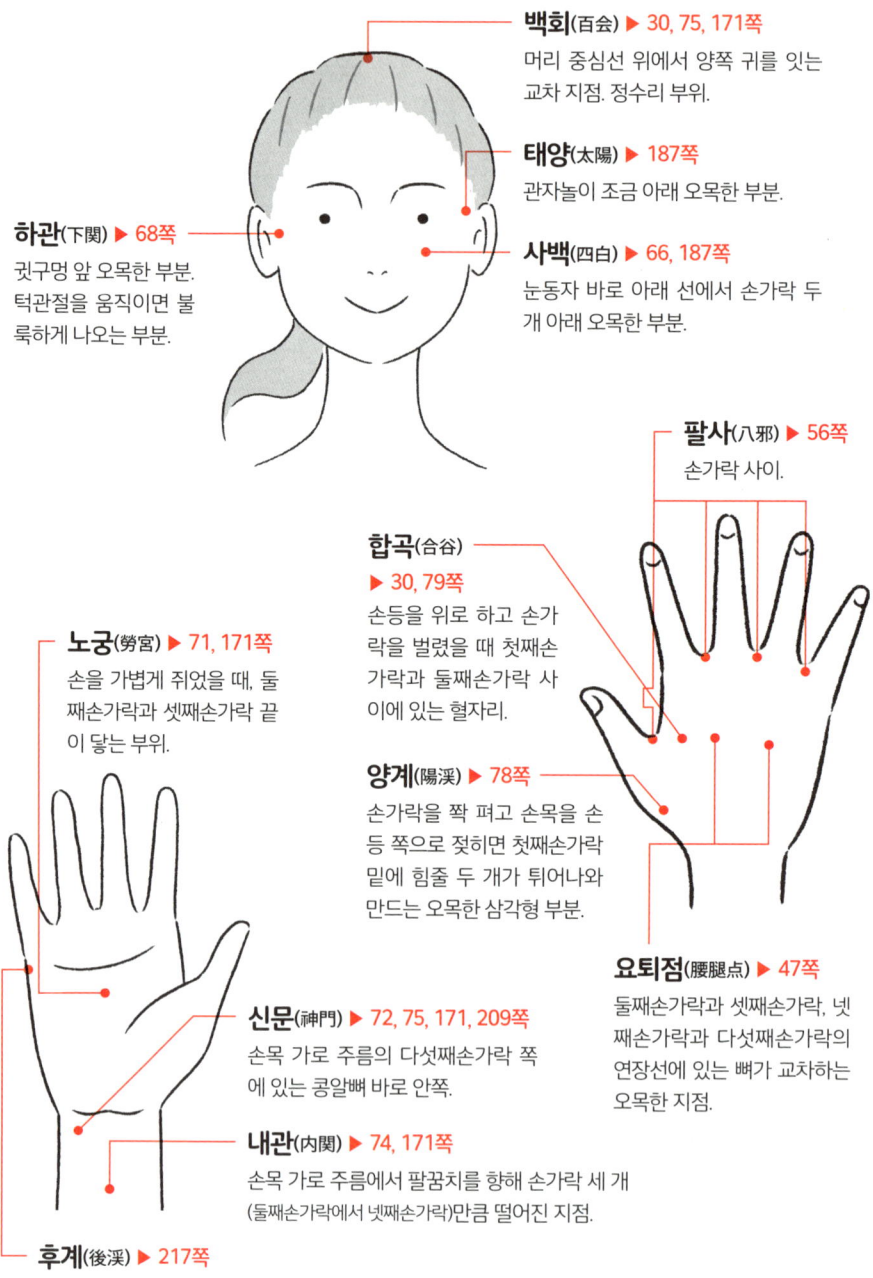

우리 몸의 주요 혈자리

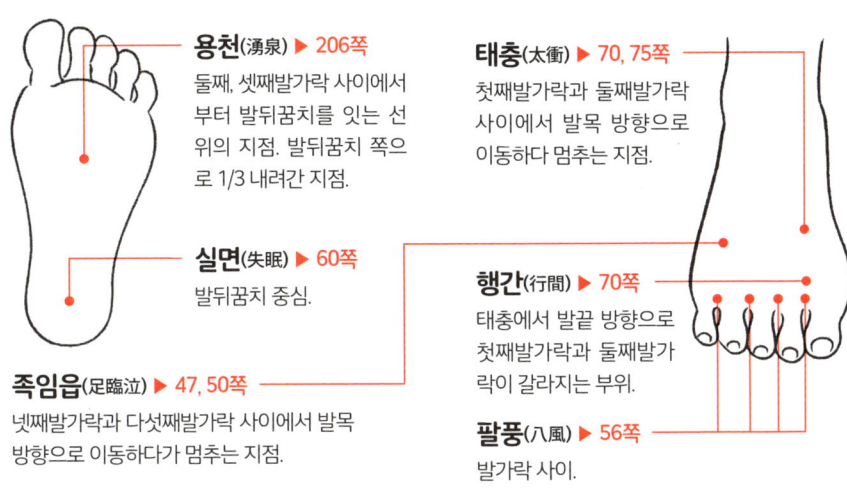

용천(湧泉) ▶ 206쪽
둘째, 셋째발가락 사이에서부터 발뒤꿈치를 잇는 선 위의 지점. 발뒤꿈치 쪽으로 1/3 내려간 지점.

실면(失眠) ▶ 60쪽
발뒤꿈치 중심.

족임읍(足臨泣) ▶ 47, 50쪽
넷째발가락과 다섯째발가락 사이에서 발목 방향으로 이동하다가 멈추는 지점.

태충(太衝) ▶ 70, 75쪽
첫째발가락과 둘째발가락 사이에서 발목 방향으로 이동하다 멈추는 지점.

행간(行間) ▶ 70쪽
태충에서 발끝 방향으로 첫째발가락과 둘째발가락이 갈라지는 부위.

팔풍(八風) ▶ 56쪽
발가락 사이.

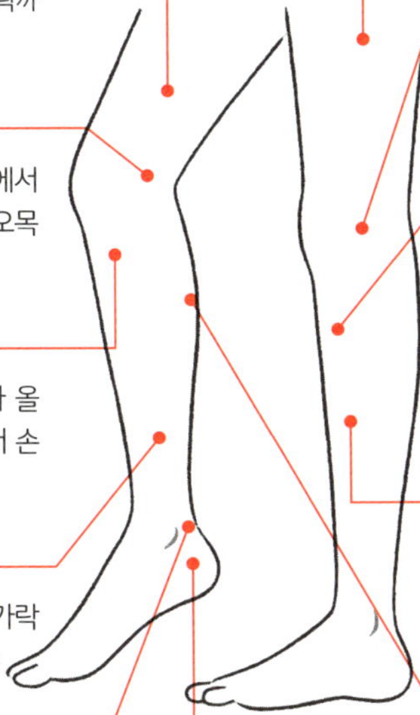

혈해(血海) ▶ 64, 139쪽
무릎뼈 안쪽 윗부분에서 손가락 세 개(둘째손가락에서 넷째손가락까지의 너비)만큼 올라간 지점.

곡천(曲泉) ▶ 48쪽
무릎을 구부렸을 때 무릎 뒤에서 안쪽으로 생기는 주름 끝의 오목한 부분.

음릉천(陰陵泉) ▶ 52쪽
안복사뼈에서 뼈마디를 따라 올라가다가 무릎 아래 부근에서 손가락이 멈추는 지점.

삼음교(三陰交) ▶ 62쪽
안복사뼈에서 뼈를 따라 손가락 네 개(둘째손가락에서 다섯째손가락 너비)만큼 올라간 지점.

태계(太溪) ▶ 105, 200, 219쪽
안복사뼈와 아킬레스건 사이.

풍시(風市) ▶ 51쪽
허벅지 바깥쪽 가운데.

양릉천(陽陵泉) ▶ 46쪽
바깥복사뼈에서 종아리 바깥쪽을 따라 올라가다 무릎뼈 아래 오목한 지점.

족삼리(足三里) ▶ 58, 185쪽
무릎뼈 아래 오목한 부분에서 정강이뼈를 따라 손가락 네 개(둘째손가락에서 다섯째손가락)만큼 내려간 지점에서 조금 바깥쪽에 위치.

풍륭(豊隆) ▶ 52쪽
무릎뼈와 발목의 중간 지점. 정면에서 약간 바깥쪽으로 압통이 있는 지점.

승산(承山) ▶ 54쪽
아킬레스건에서 무릎 뒤쪽으로 따라가다 멈추는 지점.

수천(水泉) ▶ 105쪽
태계에서 첫째손가락 너비(1치)만큼 내려간 지점.

양성 식품과 음성 식품

	양성 식품 땅속에서 자라는 것, 추운 지역에서 생산되는 것, 겨울이 제철인 것	음성 식품 땅 위에서 자라는 것, 더운 지역에서 생산되는 것, 여름이 제철인 것
채소	● 당근(96쪽) ● 단호박 ● 파 ● 참마 ● 생강 ● 부추 ● 무(104쪽) ● 마늘	● 토마토(88쪽) ● 오이 ● 가지 ● 상추 ● 고야 ● 양배추 ● 콩나물
과일	● 포도 ● 체리 ● 오렌지 ● 무화과 ● 살구 ● 복숭아 ● 프룬(말린 서양 자두)	● 바나나(100쪽) ● 감 ● 귤 (98쪽) ● 멜론 ● 망고 ● 수박 ● 키위
고기·생선· 콩 제품·달걀	● 닭고기(90쪽) ● 양고기 ● 쇠고기 ● 연어 ● 고등어 ● 가다랑어 ● 참치 ● 낫토(92쪽) ● 달걀(108쪽)	● 돼지고기 ● 바지락 ● 모시조개 ● 문어 ● 오징어 ● 굴 ● 게
음료	● 홍차 ● 우롱차 ● 검은콩차 ● 호지차 ● 감주 ● 레드와인 ● 일본술	● 커피 ● 청량음료 ● 우유 ● 두유 ● 화이트와인 ● 맥주 ● 소주
기타	● 흑설탕 ● 화과자 ● 된장 ● 간장 ● 후추 ● 치즈 ● 장아찌	● 백설탕 ● 쿠키 ● 곤약 ● 다시마 ● 두부 ● 마요네즈 ● 화학조미료

참고 자료 237

(여성과 남성의 전환기 연령)

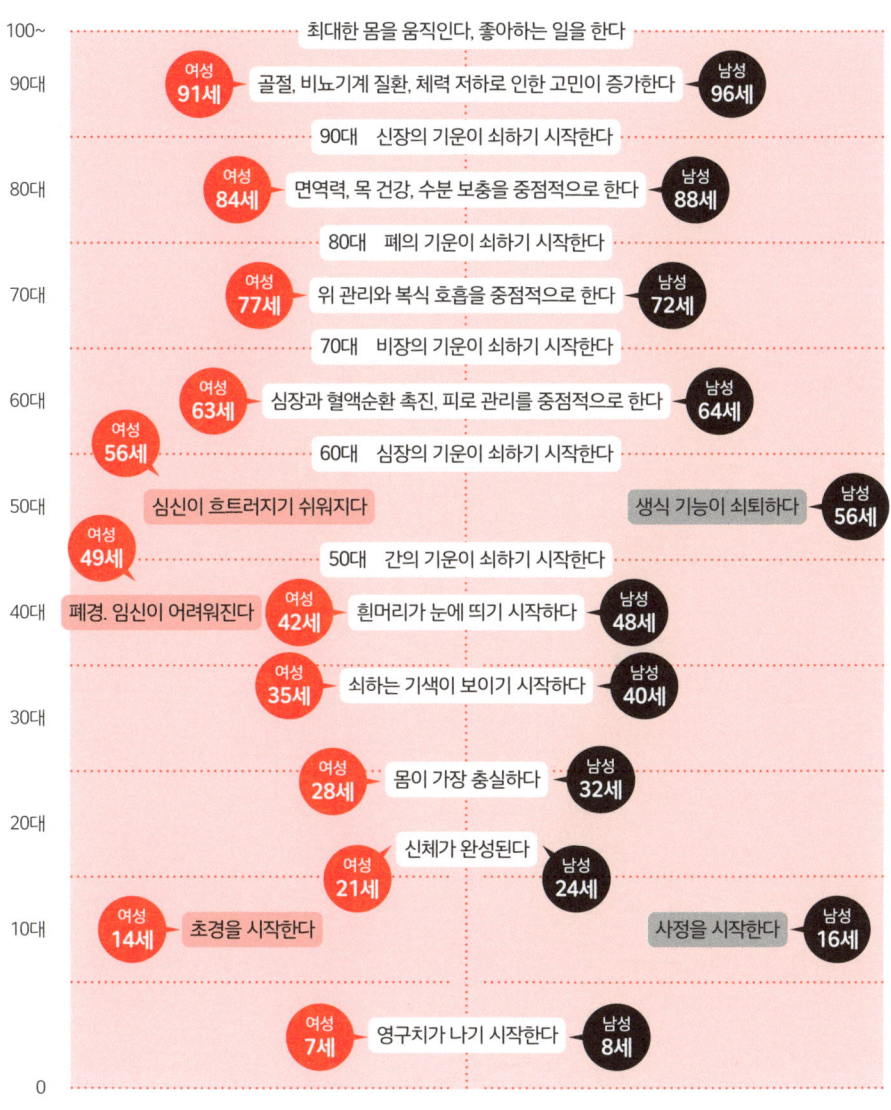

마치며

개인마다 차이는 있지만 기본적으로 적혈구는 약 4개월 주기로 교체된다고 한다. 40대의 피부는 약 2개월, 간세포와 뼈는 약 5개월이면 재생된다. 근력 운동과 다이어트는 약 3개월이면 변화를 실감하고, 습관이 무의식적으로 자리 잡는 데 걸리는 시간도 약 3개월이라 한다.

필자가 전하고 싶은 말은 건강은 조바심을 내지 않고 꾸준히 관리하는 것이 중요하다는 점이다.

자신에게 맞는 건강관리법이라고 확신이 드는 방법을 찾았다면 우선 3~4개월 실천해 보자. 그리고 매년 같은 시기에 불편한 증상을 경험한다면 그 계절이 오기 전부터 관리를 시작한다.

한 번에 여러 가지를 시도하면 뇌가 부담을 느껴 작심삼일이 될 수 있으므로, 그 수를 천천히 늘려가는 것이 바람직하다.

우선은 3주에 걸쳐 무리가 되지 않을 정도로 횟수와 양을 꾸준히 채운다는 목표를 세운다. 성공했다면 그 관리법은 습관이 될 수 있고, 3개월이 되면 생활 속에서 의식하지 않아도 자연스럽게 지속할 수 있는 수준에 이른다.

이것은 뇌의 전두엽과 관련이 있다. 건강관리가 무의식적인 습관이 된다면 성공인 것이다. 그 이후에는 서서히 무리 없이 새로운 방법을 추가해 나가면 점점 지속 가능한 관리법이 늘어난다.

마지막으로 필자가 종사하고 있는 침뜸, 안마, 마사지 지압사는 환자의 몸을 직접 만지며, 환자의 목소리와 상태를 통해 반응을 확인하면서 침뜸과 마사지를 진행해야 발전할 수 있는 일이다.

왜냐하면 참고 서적에는 한 가지 패턴만 소개되어 있기 때문이다. 그리고 환자와 나누는 일상적인 대화나 이따금 던지는 질문을 통해 치료에 대한 힌트는 물론이고 인생의 가치관까지 배울 수 있다.

이런 소중한 경험을 할 수 있을 뿐 아니라, 많은 분이 클리닉을 찾아주시니 매우 감사한 마음이다. 더욱 발전된 모습으로 치료를 통해 보답하고 싶다는 생각을 항상 품고 있다. 또한 사람과 사람 사이의 인연을 매우 소중히 여기고 있다.

이 책에는 지금까지 쌓아 온 경험을 모두 모아 정리했다. 그리고 이 책을 통해 여러분과 만나게 된 것도 소중한 인연이다.

이 책을 늘 가까운 곳에 두고 시기와 계절, 몸 상태에 따라 그때그때 참고한다면 분명 새롭게 눈이 가는 부분과 문장을 새삼 발견할 수 있을 것이다. 시선이 머무는 부분이 바로 지금 여러분에게 필요한 건강 관리법일 것이다.

꼭 틈틈이 다시 읽어 보면서 건강 관리법을 조정해 보길 바란다.

2000년 이상을 전해 내려오는 동양의학 지식이 더 많은 사람들에게 더 널리 보급될 수 있도록 앞으로도 계속 활동해 나갈 것이다.

이 책을 끝까지 읽어주신 여러분께 진심을 담아 감사의 인사를 드린다.

2023년 10월
모리타 료스케